*Rich*致富*201*

（2010年全新修訂版）

輕鬆搞懂健保勞保
就保汽機車強制保險

黃文平◎著

高寶書版集團

致富館 201

輕鬆搞懂健保勞保就保汽機車強制保險
（2010年全新修訂版）

作　　　者：黃文平
編　　　輯：楊沛如、吳怡銘
出　版　者：英屬維京群島商高寶國際有限公司台灣分公司
　　　　　　Global Group Holdings, Ltd.
地　　　址：台北市內湖區洲子街88號3樓
網　　　址：gobooks.com.tw
電　　　話：(02) 27992788
E-mail：readers@gobooks.com.tw（讀者服務部）
　　　　　　pr@gobooks.com.tw（公關諮詢部）
電　　　傳：出版部（02）27990909　　行銷部（02）27993088
郵政劃撥：19394552
戶　　　名：英屬維京群島商高寶國際有限公司台灣分公司
發　　　行：希代多媒體書版股份有限公司/Printed in Taiwan
初版日期：2007年5月
二版日期：2010年4月

國家圖書館出版品預行編目資料

輕鬆搞懂健保勞保就保汽機車強制保險（2010年全新修訂版）
　/黃文平著. -- 二版. -- 臺北市：高寶國際, 2010.04
　　面；　公分 --（致富館；201）

ISBN 978-986-185-431-1（平裝）

1. 全民健保險　2.勞工保險　3.強制汽車責任保險

　412.56　　　　　　　　　　　　　　　　99002802

【推薦序】

前行政院衛生署中央健康保險局總經理
亞洲大學健康產業管理學系教授
劉見祥

　　我國的經濟成長，曾被譽為經濟奇蹟，人民因而大大提升生活水準。政府更致力人民基本權利的保障，及社會福利措施的增進，以維持人民的基本生活條件及免於恐懼。全民健康保險、就業保險、汽機車強制保險的開辦，勞工保險制度的持續改革以及國民年金的實施，這些都是政府基於社會安全及社會福利所推動的政策。

　　全民健康保險於民國八十四年三月開辦，短短的十幾年，已獲得世界各國的重視，歐美及亞洲地區主要國家，都相繼派遣相關人員到我國考察，以作為他們推動全民健康保險的借鏡。勞工保險實施時間較早，到現在已有五十多年，中間有幾次的重大改革，尤其老年、遺屬及失能年金給付的實施，期能對勞工的權利更有保障。至於汽機車強制保險於民國八十七年一月實施之後，汽機車車禍被害人或其家屬，就不必再靠自己的力量向加害人請求賠償，甚至求償無門。使得汽機車事故的受害者或其家屬的權利，能迅速、切實地獲得保障。

　　全民健康保險、勞工保險、就業保險及汽機車強制保險屬於強制性的社會保險，雖然隸屬不同主管機關，但是對人民的保障卻是一致的。每個人至少都會跟全民健康保險及汽機車強制保險有密切關係；具有勞工身分的人，甚至同時跟這四種保險都有切身關係。由於行政作為通常非常複雜，法令規定多如牛毛，一般民眾其實很難深入瞭解相關法令的規定，因此常有未能及時依照法令規定爭取自身應有的權益，甚至造成權益受到損害。

　　本人從事社會保險實務與研究多年，高寶書版集團計畫將黃文平先生所著《輕鬆搞懂健保勞保就保汽機車強制保險》一書出版，求薦於我。經閱讀該著作內容，發現作者非常用心，不但把全民健康保險、勞工保險、就業保險及汽機車強制保險作深入淺出的介紹，並將這四種保險的加保、保費計算、給付項目、申請程序以及不依規定加保會受到的處罰，有條不紊的加以說明，同時還附有案例，使讀者更容易瞭解。這本書具有知識性與實用性，很適合民眾閱讀，也適合相關保險從業人員參考，但社會保險是政策性的保險，各種制度為因應民眾的需求都會適時做適度的修正，在此也期望作者能及時補充最新訊息，以免造成讀者困擾。基於好書大家讀的信念，特別撰文推薦。

【推薦序】

行政院勞委會勞工教育講師　周志盛

文平是我在竹科講授人資法規認證課程的學員。事實上，就其程度而言，並不需要屈就於講台之下，然而，他在學習過程中的投入，依舊令人印象深刻。

在本書中，作者精選了社會人士必須熟稔的保險權益議題，除原有的「看清全民健康保險的面貌」、「勞工保險：普通事故保險給付篇」、「勞工保險：職業災害保險給付篇」、「強制汽（機）車責任保險的理賠給付」四章外，特新增「就業保險的保險給付」一章，讓讀者可以更深入了解。

並且在每一章予以詳盡的實務介紹。細究本書特色有下列數項：一、每章檢附相關個案實例，藉以分析實務上經常探究的迷思。二、每項議題詳細剖析涉及之法令規範以及實務作業。三、敘述簡要，淺顯易懂，是職場達人提昇競爭優勢必備的工具書。

自從二○○三年開始編寫勞資議題之人力資源管理實務書籍以來，環顧職場時常聽聞擁有絕佳武藝的人才，當他戮力不懈於專業領域時，卻因漠視與自身權益相關的法律須知，最後導致勞資雙方兵戎相見。文平的新書出版，讓我同感欣悅，希冀它們會讓您在職場上站得更穩！

第一章　看清全民健康保險的面貌

【附錄】

【自序】

除了初版的台灣三保「全民健康保險」、「勞工保險」及「強制汽（機）車責任保險」之外，本次的修訂版新增加了第四寶：第四章的「就業保險」。就保並不是這幾年才有的社會保險，早在九十二年，就保即脫離勞保獨立運作，也成立了屬於自己的就業保險基金。尤其在九十八年的就業保險法修正案中，除了延長中高齡勞工的失業給付期間外，新增了第五項給付－育嬰留職停薪津貼，給付的內容改變頗大，因此特別成立就保之專章加以介紹。

除了就保的變化外，健保費率的調整影響部分民眾及企業的健保費用；勞保的失能、死亡及老年給付新增年金給付的選擇；強制汽（機）車責任保險的殘廢及死亡給付金額也有所調整。台灣四保（寶）的內容皆有改變，是本書要新增修訂版的最主要原因。

四項保險的立法目的不同，且各自背後都有一套完整的法律規範其內容，雖然只有汽（機）車責任保險的名稱上有「強制」二字，但四項保險都屬於強制性的保險。若

保險對象不依規定加保並繳納保費，不僅影響權益，還要面對處罰。四項保險的保障項目還算完整，特別是對於經濟狀況不是很好的保險對象，提供了基本的保障。可是就保障的內容及保障額度來看，其實都還需要增加其他商業保險來做補強，才能讓民眾更無後顧之憂。

如果不了解四項保險，很多民眾可能會覺得繳納保費只是在浪費金錢，可是對四項保險若能多些了解，可以認識自身的權益，若發生保險事故，就能夠領取到完整的給付。此外四項保險的相關法令中，有很多節省保費、節省所得稅、節省醫療費用、核退費用的規定，民眾要知道相關的內容才能主動提出辦理。

本書分為五個章節，每個章節再各自細分三至十篇主題獨立的內容。讀者由前往後閱讀，對於相關內容可以有比較完整的認識，也可以針對自己的需求，直接查閱想了解的篇幅。勞保分為普通事故和職業災害給付二類，其中傷病、失能及死亡給付二者皆有；而失能、老年及死亡三項給付，除了可一次領取外，尚有年金給付的選擇。互相對照閱讀，將更有助於掌握給付申請的重點。

法律條文及保單條款的內容文字艱澀，是民眾不了解四項保險的主要原因，「淺顯易懂」是作者的目的和目標。本書針對每一篇內容都設計一個案例，透過主角遭遇的情況，實際計算給付或理賠的金額，讓讀者能更了解四項保險的內容。另外文章中也使用很多的表格，方便讀者

查詢給付及相關規定。

　　本書寫作期間，要感謝內人林曉莉小姐幫我照顧楷城、昱佳兩位子女，讓我可以無後顧之憂，全心寫稿。其餘好友提供寶貴意見及支持鼓勵，併此致謝。

　　筆者學力有限，而且三項保險的相關法令浩繁，錯漏之處，自屬難免，敬祈多方先進不吝指教，不勝感激。

　　　　　　　　　　　　　　　　黃文平謹序於台中
　　　　　　　　　　　　　　　　二〇一〇年三月

第一章

看清全民健康保險的面貌

民國八十四年三月一日開始，因為全民健康保險
法的施行，台灣地區的民眾都和全民健康保險發
生密切的關係。

每個月要繳納健保費、每個人都有健保IC卡、
感冒用它看病、生小孩用它住院、重大傷病的病
患更因它大大減輕經濟負擔，但是很多民眾並不
是那麼了解全民健康保險。

如果多認識一點全民健康保險的相關規定，可以
知道節省健保費的方法、節省醫療費用的方法、
節省所得稅的方法、如何申請費用核退，以下將
為您介紹相關的內容。

1

全民健保分為六類，
如何正確投保才能避免受罰

阿寶原來在某職業工會參加勞、健保，今天第一天
到新公司上班，人事主管要為他辦理勞、健保，阿
寶卻說：不用了，我已經有勞、健保！

即使以為用不到仍然要參加的全民健康保險

　　只要是中華民國的國民，不管你會不會生病，都要加
入全民健康保險（以下簡稱為健保）成為被保險人，即使
是剛出生的小嬰兒，都是健保的準保戶。健保的類別分為
六類十四個小目，每一位民眾都要依照自己的工作或身分
別參加健保並繳納保費。

第一類　被保險人以其服務之機關、學校、事業、
機構或雇主為投保單位

類別	身分	保險對象
		被保險人
第一類	第一目	政府機關、公私立學校專任有給人員或公職人員
	第二目	公、民營事業或機構之受雇者
	第三目	前二目被保險人以外有一定雇主之受雇者
	第四目	雇主或自營業主
	第五目	專門職業及技術人員自行執業者

第二類　被保險人以其所屬團體（工會或公會）為投保單位

類別	身分	保險對象
		被保險人
第二類	第一目	無一定雇主或自營作業而參加職業工會者
	第二目	參加海員總工會或船長公會為會員之外僱船員

第三類　被保險人以其所屬或戶籍所在地之基層農會、
水利會或漁會為投保單位

類別	身分	保險對象
		被保險人
第三類	第一目	農會或水利會會員，或年滿十五歲以上實際從事農業工作者
	第二目	無一定雇主或自營作業而參加漁會為甲類會員，或年滿十五歲以上實際從事漁業工作者

第四類　被保險人以國防部或內政部指定之單位為投保單位

類別	身分	保險對象
		被保險人
第四類	第一目	義務役軍人、軍校軍費生、在卹遺眷
	第二目	替代役役男

第五類　被保險人以其戶籍所在地之鄉（鎮、市、區） 公所或安置機構為投保單位

類別	身分	保險對象
		被保險人
第五類	第一目	合於社會救助法規定之低收入戶成員

第六類　被保險人以其戶籍所在地之鄉（鎮、市、區） 公所、安置機構或訓練機構為投保單位

類別	身分	保險對象
		被保險人
第六類	第一目	榮民及榮民遺眷之家戶代表
	第二目	不屬於前面所列各類被保險人及其眷屬之其他家戶戶長代表

有兩種以上工作或身分者投保健保的限制

有些民眾因為工作或身分的關係，同時擁有兩種以上的健保加保資格，在選擇以何種身分加入健保前，要注意以下的規定：

1. 具有第一類被保險人資格者，不能以第二類及第三類資格參加健保。
2. 具有第二類被保險人資格者，不能以第三類資格參加健保。
3. 具有第一類至第三類被保險人資格者，不能以第四類及第六類資格參加健保。
4. 本人具有被保險人資格者，不能以眷屬身分參加健保。

本案例的阿寶原來以第二類職業工會的被保險人身分參加健保，但是因為換新工作，阿寶已具有第一類被保險人的資格，所以阿寶應該在新公司加入健保，並退出原來在職業工會的健保。

未參加健保的處罰

民眾若未依規定參加健保並繳納保費，會面臨以下的問題：

一、處 3,000 元以上 15,000 元以下之罰鍰。
二、需補繳五年內短繳之健保費。
三、罰鍰及健保費未繳清前，暫時不能以健保身分就醫。

2

不同的身分參加健保，保費大不同

阿寶原來在職業工會的健保投保金額為 30,300 元，
新公司為他辦理的健保投保金額也是 30,300 元。阿
寶心裡有些納悶：每個月要繳納的健保費是否一樣？

健保費由民眾、投保單位和政府共同負擔

健保是強制性的社會保險，實施的目的是要讓全民
都能納入醫療保健的範圍，健保費則由民眾、投保單位和
各級政府，依照不同的比例共同負擔，投保單位負責代為
扣、收繳保費。

健保費依「投保金額」、「健保費率」
及「負擔比率」計算

民眾及投保單位每月應繳納的健保費是以下面的公式
計算：

個人健保費＝投保金額 × 健保費率 × 負擔比率
　　　　　　× （本人＋眷屬人數）

投保單位健保費＝投保金額 × 健保費率 × 負擔比率
× （本人＋平均眷屬人數）

健保費率自九十一年九月一日起為 4.55％，九十九年四月一日起調整為 5.17％；平均眷屬人數自九十年十一月一日起為 0.78 人，但自九十六年一月一日起調整為 0.7 人。

健保月投保金額訂有五十五個等級

健保月投保金額由 17,280 元至 182,000 元，訂有五十五個等級，其中月投保金額在 17,280 元至 43,900 元的部分和勞工保險月投保薪資的等級相同。

第一類　被保險人健保費由被保險人、投保單位和政府共同負擔

保險對象類別			負擔比例（％）		
			被保險人	投保單位	政府
第一類	公務人員、公職人員	本人及眷屬	30	70	0
	私校教職員	本人及眷屬	30	35	35
	公民營事業、機構等有一定雇主的受雇者	本人及眷屬	30	60	10
	雇主、自營業主、專門職業及技術人員自行執業者	本人及眷屬	100	0	0

　　以「公民營事業、機構等有一定雇主的受雇者」為例，若被保險人投保金額為 42,000 元，計算被保險人及投保單位每月各應負擔的健保費為：

被保險人健保費＝ 42,000×5.17%　×30%　×（1 ＋ 0）
　　　　　　　＝ 651 元

投保單位健保費＝ 42,000×5.17%　×60%　×（1 ＋ 0.7）
　　　　　　　＝ 2,215 元

健保月投保金額在五萬零六百元（含）以下之
被保險人、可獲政府全額或部分健保費之差別補助

　　健保費率於九十一年九月一日起訂為 4.55%，但自九十九年四月一日起調整為 5.17%。為減少健保費率調整後受影響的民眾人數及減輕部分民眾負擔，因費率調高後所增加之保費，特由政府編列預算給予差別補助：投保金額在 40,100 元（含）以下之被保險人，可獲政府新增保費之全額補助，即維持其原健保費率為 4.55% 時之保費；投保金額在 42,000 元至 50,600 之被保險人，政府補助新增保費之 20%；至於投保金額在 53,000 元以上之被保險人，則需百分之百自行負擔新增保費。

投保金額	實際薪資月額	政府差別補助額度
17,280	17,280 以下	全額補助 100%
:	:	
40,100	38,201-40,100	
42,000	40,101-42,000	部分補助 20%
:	:	
50,600	48,201-50,600	
53,000	50,601-53,000	未受補助
:	:	
182,000	175,601 以上	

　　投保金額為 42,000 元之被保險人，在健保費率為 4.55％（九十九年四月一日調整前）時，被保險人負擔的健保費為 573 元（＝ 42,000×4.55％ ×30％ ×(1 ＋ 0)）。被保險人因為保險費率調整原本每月需多繳 78 元（＝ 651 － 573），但扣除政府補助新增保費的 20％後，被保險人需再自付 62 元（＝ 78×80％）之保費，因此被保險人每月應繳納的健保費為 635 元（＝ 573 ＋ 62）。

調整前保費 （4.55%）	調整後保費 （5.17%）	新增保費	政府補助	被保險人自付保費	補助後應繳保費
573	651	78	16	62	635

高薪者、專門職業自行執業者及雇主之保費負擔加重

　　第一類前三目之被保險人，皆要自行負擔30%的健保費，以下表格可顯示健保費率調整加上政府的保費差別補助後，其應繳健保費的變動情形：

投保 金額	調整前保費 （4.55%）	調整後保費 （5.17%）	新增 保費	政府補助	補助後應 繳保費
17,280	236	268	32	全額補助 100%	236
：	：	：	：		：
40,100	547	622	75		547
42,000	573	651	78	部分補助 20%	635
43,900	599	681	82		665
45,800	625	710	85		693
48,200	658	748	90		730
50,600	691	785	94		766
53,000	723	822	99	未受補助	822
：	：	：	：		：
131,700	1,798	2,043	245		2,043
137,100	1,798	2,126	328		2,126
142,500	1,798	2,210	412		2,210
147,900	1,798	2,294	496		2,294
150,000	1,798	2,327	529		2,327
156,400	1,798	2,426	628		2,426
162,800	1,798	2,525	727		2,525
169,200	1,798	2,624	826		2,624
175,600	1,798	2,724	926		2,724
182,000	1,798	2,823	1,025		2,823

　　第一類第四及第五目之被保險人，例如雇主或自營業者、律師、醫師、會計師等專門職業人員自行執業者，原本就要自行負擔 100％的健保費。因保險費率調整，加上投保金額上限調高為 182,000 元，而且大都不是政府保費補助的對象，因此每月的健保費可能由原來的 5,992 元，增加為 9,409 元（＝ 182,000×5.17％ ×100％ ×(1 ＋ 0)），是受到費率調整影響最大的族群。

投保 金額	調整前保費 （4.55%）	調整後保費 （5.17%）	新增 保費	政府補助	補助後應 繳保費
34,800	1,583	1,799	216	全額補助 100%	1,583
⋮	⋮	⋮	⋮		⋮
40,100	1,825	2,073	248		1,825
42,000	1,911	2,171	260	部分補助 20%	2,119
⋮	⋮	⋮	⋮		⋮
50,600	2,302	2,616	314		2,553
53,000	2,412	2,740	328		2,740
⋮	⋮	⋮	⋮		⋮
131,700	5,992	6,809	817		6,809
137,100	5,992	7,088	1,096		7,088
142,500	5,992	7,367	1,375		7,367
147,900	5,992	7,646	1,654	未受補助	7,646
150,000	5,992	7,755	1,763		7,755
156,400	5,992	8,086	2,094		8,086
162,800	5,992	8,417	2,425		8,417
169,200	5,992	8,748	2,756		8,748
175,600	5,992	9,079	3,087		9,079
182,000	5,992	9,409	3,417		9,409

政府於健保費率調整後實施的差別補助方案，補助對象僅限於被保險人，並未包含投保單位，因此雇主的用人成本也將增加。

同樣以投保金額 42,000 元為例，計算第一類之被保險人、投保單位及政府每月各應負擔的健保費，表列如下：

保險對象類別		每月負擔健保費		
		被保險人	投保單位	政府
第一類	公務人員、公職人員	635	2,584	0
	私校教職員	635	1,292	1,292
	公民營事業、機構等有一定雇主的受雇者	635	2,215	369
	雇主、自營業主、專門職業及技術人員自行執業者	2,119	0	0

第二、三類　被保險人健保費由被保險人和政府共同負擔

保險對象類別			負擔比例（％）		
			被保險人	投保單位	政府
第二類	職業工會會員、外僱船員	本人及眷屬	60	0	40
第三類	農民、漁民、水利會會員	本人及眷屬	30	0	70

以第二類的「職業工會會員」為例，若被保險人投保金額為 21,000 元，計算被保險人每月應負擔的健保費為：

被保險人健保費＝ 21,000×5.17% ×60% ×（１＋０）
　　　　　　　　 ＝ 651 元

　　但是因投保金額 21,000 元享有保險費率調整後新增保
費的全額補助，因此被保險人每月應負擔的健保費為 573
元（=651 － 78）。

調整前保費 （4.55%）	調整後保費 （5.17%）	新增 保費	政府 補助	被保險人 自付保費	補助後應 繳保費
573	651	78	78	0	573

　　第二類第一目參加職業工會之被保險人，因其保投金
額大都介於 21,000 元至 43,900 元之間，保險費率調整後
新增之保費，大多可獲得政府的補助，因此受影響的人數
及程度較少。

投保金額	調整前 保費 （4.55%）	調整後 保費 （5.17%）	新增 保費	政府補助	補助後應 繳保費
21,000	573	651	78	全額補助 100%	573
：	：	：	：		：
40,100	1,095	1,244	149		1,095
42,000	1,147	1,303	156	部分補助 20%	1,272
43,900	1,198	1,362	164		1,329

第三類農民、漁民、水利會會員，因其健保投保金額為 21,000 元，享有保險費率調整後新增保費的全額補助，因此每月保費仍維持 287 元。

同樣以投保金額 21,000 元為例，計算第二及第三類之被保險人及政府每月各應負擔的健保費，表列如下：

保險對象類別		每月負擔健保費		
		被保險人	投保單位	政府
第二類	職業工會會員、外僱船員	573	0	738
第三類	農民、漁民、水利會會員	287	0	1,292

本案例的阿寶原來在職業工會參加健保，投保金額為 30,300 元，因為第二類「職業工會會員」要負擔的保費比率為 60％，但可獲得新增保費的全額補助，每月的健保費計算如下：

補助前的健保費＝ 30,300×5.17% ×60% ×（1 ＋ 0）
　　　　　　　＝ 940 元。
補助後的應繳健保費＝ 940-113 ＝ 827 元。

調整前保費（4.55%）	調整後保費（5.17%）	新增保費	政府補助	被保險人自付保費	補助後應繳保費
827	940	113	113	0	827

　　阿寶新工作的投保金額雖然也是 30,300 元，但是第一類「公民營事業、機構等有一定雇主的受雇者」要負擔的保費比率降為 30％，也可獲得新增保費的全額補助，每月的健保費計算如下：

補助前的健保費＝ 30,300×5.17%　×30% ×（1 ＋ 0）

　　　　　　　　＝ 470 元。

補助後的應繳健保費＝ 470-56 ＝ 414 元。

調整前保費 （4.55%）	調整後保費 （5.17%）	新增 保費	政府 補助	被保險人 自付保費	補助後應 繳保費
414	470	56	56	0	414

第四、五類　被保險人健保費由政府負擔

保險對象類別			負擔比例（%）		
			被保險人	投保單位	政府
第四類	義務役軍人、替代役役男、軍校軍費生、在卹遺眷	眷屬	0	0	100
第五類	低收入戶	本人及眷屬	0	0	100

第六類　被保險人健保費原則上由被保險人和政府共同負擔

保險對象類別			負擔比例（％）		
			被保險人	投保單位	政府
第六類	榮民、榮民遺眷家戶代表	本人	0	0	100
		眷屬	30	0	70
	其他地區人口	本人及眷屬	60	0	40

　　以其他地區人口投保健保者，健保費率調整前每人每月的健保費原本為 659 元，健保費率調整後每人每月的健保費調高為 749 元。但申報個人綜合所得稅時，適用之所得稅率低於 6％之民眾，可獲得政府 90 元的新增保費補助，每人每月的健保費仍維持 659 元。榮民眷屬的健保費每月為 330 元。

調整前保費（4.55%）	調整後保費（5.17%）	新增保費	政府補助	被保險人自付保費	補助後應繳保費
659	749	90	90（所得稅率低於 6%）	0	659
			0	90	749

3

精打細算節省健保保費及聰明節稅！

龍哥自從開公司當上老闆之後，每次健保局調高投保金額，他的健保費也跟著會被調高，上個月他問會計：自己每個月要繳納多少健保費？會計回答：9,409 元！

健保是社會互助的社會保險

健保是一種社會互助制度，由全民共同負擔保費，健保費和年齡或身體健康狀況無關，而是以所得的高低為計算的基礎：所得較高的人要負擔比較多的健保費。

健保費不同但是享受的醫療品質相同

民眾購買商業保險中的醫療保險時，如果要求比較好的醫療品質或比較高的保險理賠金額，就要負擔比較多的保險費用。但是依健保法的規定，所得較高繳納較多健保費的民眾，享受的醫療品質和繳納較少健保費的民眾是一樣的。

物價飛漲的時代，如果能善用健保法及稅法的規定，不僅可以合法節省自己及家屬每月的健保費支出，也能節省所得稅，值得好好研究。

同時有兩份以上工作的民眾，選擇其一辦理健保即可

為了增加收入，有些民眾可能因為兼差同時擁有兩份以上的工作，健保沒有職業災害的顧慮，兼職民眾可考慮以薪資收入的高低或工作時間的長短，擇一參加健保，繳交一份健保費即可。

健保重複投保，五年內可辦理保險費核退

如果民眾或其眷屬少繳健保費，健保局會主動開單，要求補繳費用，但是民眾如果重複投保健保，健保局並不會主動通知，退還重複繳納的健保費。國內大概有 10 萬人健保重複投保而不自知，每個月繳納兩份健保費，民眾如果發現重複繳納健保費，必須在五年內主動向健保局申請退還費用，逾期則不受理。

民眾若預定出國六個月以上，
可以繼續參加健保或選擇辦理停保

　　民眾如果預定出國六個月以上，可以在出國前選擇繼續參加健保或辦理停保手續，但若是選擇停保，則要考慮清楚：

一、選擇繼續參加健保者，要繳納健保費，但是若出國期間在國外發生緊急傷病或分娩時，可檢具醫療費用收據等相關證明文件，於門（急）診治療當天或出院當天起算六個月內，向健保局申請醫療費用核退。

二、選擇辦理停保者，在停保期間不需繳交健保費，但是若出國期間在國外發生緊急傷病或分娩時，所發生的醫療費用要完全自付。

三、若出國期間選擇辦理停保，但未滿六個月就回國者，要註銷停保並補繳停保期間的健保費。

以雇主身分參加健保，負擔的健保費較高

　　公司或企業的負責人，一般被認定是社會階層中所得比較高的族群，依健保的互助精神，所得較高的民眾要負擔比較多的健保費。雇主屬於第一類的被保險人，健保的投保金額以其經營事業的「營利所得」來認定，依健保法的規定，健保費須100％自負。

　　本案例的龍哥為雇主，若被核定以最高投保金額182,000 元參加健保，則每月應繳納的健保費計算如下：

龍哥健保費＝ 182,000×5.17%×100%×（1 ＋ 0）

　　　　　　　＝ 9,409 元

　　雇主若有其他的眷屬依附，每增加一人，每月要繳納的健保費就增加 9,409 元。雇主若實際所得沒有那麼高，必須主動向健保局提供證明，說明正確的所得金額，才能調降投保金額，每月的健保費支出才會減少。

健保費支出可單獨全額列舉扣除

　　過去申報所得稅時，採用列舉扣除的民眾都知道，本人、配偶與受扶養直系親屬可以申報每人 24,000 元的保險費扣除額，保險費的範圍包括：人身保險、勞工保險、國民年金保險、軍公教保險及全民健康保險的保險費。

　　立法院在民國九十五年通過所得稅法修正案，民眾於九十六年以後申報個人綜合所得稅時，如果選擇採用列舉扣除的方式申報，可以適用以下的新規定，保險費的列舉扣除額可分成兩筆：

一、商業保險、勞工保險、國民年金保險及軍公教保險的保險費等保費支出，每人每年可申報金額上限維持24,000 元。

二、另外健保費的支出可單獨列計，不受金額的限制可全
　　額列報扣除。

　　對於繳納較多健保費的民眾，通常是屬於高所得的
族群，注意此一規定，可以在九十六年之後節省不少所得
稅。

　　本案例的龍哥是雇主，雖然每月要繳納的健保費為
9,409 元，但是在申報綜合所得稅時，可將全年的健保費
112,908 元（＝ 9,409×12）全部列報為扣除額，若龍哥申
報所得稅適用的稅率為 40％，因此可以節省的所得稅為
45,163 元（＝ 112,908×40％）。

保留醫療及生育費用收據正本，
申報所得稅時可列舉扣除抵稅

　　本人、配偶及受扶養親屬全年度的醫療費用收據，包
括：門診掛號收據、看牙齒的醫療收據、住院期間的自付
醫療費用收據、生育費用收據……等。在次一年度申報所
得稅時，都可以列舉扣除，而且沒有金額上限。

　　但作為列舉扣除的醫療收據必須為正本，若正本已申
請商業保險或其他給付，就不能以副本再作為抵稅之用。

4

眷屬如何加保健保，保費比較划算？

老趙剛把工作辭掉，原來的勞、健保都沒了，老趙有一子一女：兒子是企業負責人，每月的健保費為 9,409 元；女兒是上班族，每月的健保費為 360 元。老趙考慮，兒子比較有錢，健保放在兒子那裡他應該不會在意吧！

選擇以依附的眷屬參加健保前先考慮清楚

目前沒有工作的民眾、或在學就讀無職業的學生，可以選擇有職業的配偶或直系血親親屬，以他們的眷屬身分加入健保。因為眷屬要繳納的健保費和被保險人的健保費相同，要依附那一位親屬加入健保前，最好先了解他們的保費。

本案例中的老趙暫時沒有工作，兒子每月的健保費為 9,409 元，女兒每月的健保費為 360 元，如果老趙以兒子的眷屬身分加入健保，每月的健保費和兒子相同，也是 9,409 元，全年的健保費為 112,908 元（＝ 9,409×12）；如果老趙以女兒的眷屬身分加入健保，每月的健保費 360 元和女兒相同，全年的健保費為 4,320 元（＝ 360×12）。

如果你認識老趙，你會不會建議老趙再考慮看看？

無職業的已婚民眾以何種身分加入健保

已婚的民眾若本身有工作，要以自己為被保險人參加健保；若本身無職業，可選擇以下其中一種方式加入健保：
一、依附有工作的配偶加入健保。
二、依附有工作的直系血親親屬參加健保。

無職業的直系血親尊親屬以何種身分加入健保

無職業的直系血親尊親屬（如父、母、祖父、祖母）若本身有工作，要以自己為被保險人參加健保；若本身無職業，可選擇以下其中一種方式加入健保：
一、依附有工作的配偶加入健保。
二、依附有工作的子或女其中一人加入健保。
三、若之前有工作但已辦理退休，目前無職業者，另外可選擇以第六類第二目之其他地區人口身分參加健保。

無職業的二親等內直系血親卑親屬以何種身分加入健保

未滿二十歲、無職業且未婚的二親等內直系血親卑親屬（如子、女），可以依附有職業的直系血親尊親屬（如

父、母），擇一加入健保。

　　已年滿二十歲、無職業且未婚的民眾，原則上要以第六類第二目之其他地區人口身分參加健保，若是符合以下條件，才可以依附有職業的直系血親尊親屬（如父或母），擇一加入健保：

一、在學就讀且無職業者。

二、受禁治產宣告尚未撤銷者。

三、領有身心障礙手冊且不能自謀生活者。

四、符合健保法所稱重大傷病且不能自謀生活者。

年滿二十歲剛畢業或退伍一年內無工作且未婚，可暫以眷屬身分參加健保

　　已年滿二十歲剛畢業或退伍的民眾，可能還沒有找到合適的工作，很多人還未婚也不具有學生的身分，原則上已不能再以眷屬的身分參加健保，而是要以第六類第二目之其他地區人口身分參加健保。但是已年滿二十歲剛畢業或退伍且未婚的民眾，若符合以下其中一種條件，暫時可以依附有職業的直系血親尊親屬（如父或母），擇一加入健保：

一、畢業該學年度終了日起一年內，尚無職業者。

二、服義務役或替代役退伍日起一年內，尚無職業者。

打工超過三個月的工讀生不能以眷屬身分參加健保

在學的學生若無職業，原則上可以依附有職業的父或母，以眷屬身分擇一加入健保。但是學生如果打工超過三個月以上，其所服務的機關、學校、事業、機構或雇主，就必須依相關的規定為學生辦理健保。而工讀生原來是以眷屬的身分參加健保，要自行辦理退出，避免重複繳納兩份健保費。

新生嬰兒依附有職業的父或母，擇一加入健保

新生嬰兒在辦妥出生登記後，視以下情況加入健保：

一、父親或母親其中一人有工作，則依附有工作的一方成為其眷屬加入健保。

二、父親或母親兩人皆有工作，可選擇其中一人，成為其依附眷屬參加健保。

依附眷屬超過三人，第四人起健保免費

健保的扶養眷口數，最高為三人，超過三人以三人計算，意思是第四人起健保免費。所以家族人口眾多者，透過適當的安排健保眷屬人數，可以節省健保費。

5

經濟困難或身分特殊可享健保保費補助或優惠

阿光有一年以上沒工作也沒收入，也沒有到鄉公所辦理健保加保，雖然胃部已經痛了一陣子，都忍著不去看病，但最近情況似乎更嚴重，阿光想到醫院治療，但又擔心健保卡不能用，還要花自己的錢！

經濟困難或身分特殊者，
可向健保局申請保費補助或其他優惠

經濟有困難的民眾，也會遇到生病需要就醫的時候，如果有積欠健保費尚未繳納，會面臨無法以健保身分就診。若要就醫，醫療費用要自付，對於原本經濟就有困難的民眾，簡直是雪上加霜。

健保相關法規及不同的縣市政府，對於經濟困難或某些身分特殊的民眾，訂有健保費補助、分期繳納、紓困基金貸款或其他不同的優惠規定，符合條件的民眾，可向健保局或相關單位提出申請，暫時度過難關。

可享有全額補助健保費者

符合以下情況的民眾，依相關規定可享有全額健保費補助：

一、低收入戶。

二、中低收入戶七十歲以上之老人。

三、中低收入戶未滿十八歲兒童及少年。

四、身心極重度或重度障礙者。

五、年滿五十五歲以上及未滿二十歲的原住民符合以下條件：無工作且以第六類第二目地區人口身分加保者。

六、蘭嶼原住民符合以下條件：無工作且以第六類第二目地區人口身分加保、或以第二類職業工會或第三類農、漁會會員加保或以眷屬身分加保者。

七、高雄市中度、輕度身心障礙者。

八、失業勞工及隨同其辦理加保之眷屬（領取失業給付或職業訓練生活津貼期間）。

可享有地區人口健保費補助者

符合以下情況的民眾，依相關規定可享有健保費補助，補助上限為地區人口健保費：

一、九十八年一月一日以前設籍並實際居住台北市滿一年之六十五歲老人及五十五歲之原住民。

二、高雄市六十五歲以上老人。

三、九十六年五月二十二日以前設籍基隆市之六十五歲以
　　上老人及五十五歲以上原住民。

四、台北縣六十五歲以上老人（設籍滿一年）。

五、台北縣、桃園縣、新竹市、台中市、台南市、台東
　　縣、花蓮縣、彰化縣、雲林縣、宜蘭縣及澎湖縣年滿
　　六十五歲至六十九歲中低收入老人。

六、桃園縣百歲老人。

身心障礙者依不同障礙程度，
可獲得不同的健保費補助

　　身心障礙者依不同障礙程度，可享有的健保費補助額
度如下：

一、極重度及重度身心障礙者全額補助健保費。

二、中度身心障礙者補助二分之一健保費。

三、輕度身心障礙者補助四分之一健保費。

經濟困難積欠健保費，可申請分期繳納保費

　　民眾因經濟困難積欠健保費（含滯納金）達 5,000 元
以上時，可申請分期繳納保費，期數以不超過十二期為原
則，最多以四十八期為限，在辦妥手續並繳清第一期的款

項後，可恢復原有的健保權益。

　　本案例的阿光，雖然積欠健保費，但生病還是要治療，阿光可以向健保局申請分期繳納健保費，在辦妥手續並繳清第一期的款項後，先到醫院進行治療，再慢慢償還欠費。

　　申請分期繳納保費若有一期費用沒繳，會被停止以健保身分就診並處罰滯納金。如果經濟確實有困難的民眾，可請村里長開具證明，請健保局撤銷滯納金的處罰。

經濟困難者，另可申請由公益團體補助健保費

　　無工作且以第六類第二目地區人口身分加保之民眾，因經濟困難而無法繳納健保費者，可以請村里長開具清寒證明或相關證明，向健保局申請協助，轉介由相關的公益團體補助健保費。

經濟困難或經濟特殊困難者，可申請紓困基金貸款

　　符合「全民健康保險經濟困難及經濟特殊困難者認定辦法」的經濟困難或經濟特殊困難民眾，可向戶籍所在地之鄉（鎮、市、區）公所申請認定並核發證明，並以該證明文件向健保局申請紓困基金貸款，若已就醫者可連同醫療院所開具的應自行負擔之醫療費用繳款單一併辦理，經

申請通過後再依約定逐期攤還貸款。

雖有積欠健保費，
但在特殊情況下仍可享有健保醫療照護

　　積欠健保費的民眾若經醫師診斷需住院、急診或急重症須門診醫療者，若經村里長或就醫之醫療院所查明後開具清寒證明或相關證明符合經濟困難的特殊情況，可先行以健保身分獲得醫療，後續的欠費問題再和健保局進行協商。

6

健保降低重大傷病及罕見疾病病患的醫療負擔

阿彪被診斷出必須洗腎後，整個人簡直呆掉了，不僅未來整個生活都將大受影響，阿彪擔心的是龐大的醫療費用。聽說洗腎的費用還不低，將來不知道怎麼辦？

健保在重大傷病醫療費用的支出龐大

民國七十一年，癌症首次位居國人十大死因的第一名，此後連續二十多年仍占居首位，九十二年健保的癌症醫療費用支出約 254 億元，平均每位癌症患者的健保醫療費用約 11 萬 3 千元。另外健保對洗腎病患的醫療費用支出約 266 億元，平均每位洗腎病患的健保醫療費用約 57 萬 8 千元。

如果沒有健保的費用補助，對於經濟小康的家庭，上述的醫療費用實在是相當沉重的負擔。但癌症及洗腎患者在列為健保重大傷病的給付範圍後，健保提供重大傷病患者醫療費用補助，協助重大傷病病患及家屬，讓他們的家

庭可免於經濟匱乏的困境。

根據健保局公布的統計資料：至民國九十二年底，全國有 64 萬餘人領有重大傷病卡，而重大傷病患者所使用的健保醫療費用多達 859 億元，隨著台灣人口的老化，重大傷病患者出現逐年成長的趨勢，健保在此一部分的支出也跟著逐年增加。

重大傷病給付的範圍有三十大類

所謂「重大傷病」，是由行政院衛生署公告，範圍含括了癌症、慢性腎衰竭（洗腎）需定期透析治療者、紅斑性狼瘡、類風濕關節炎、慢性精神病及胰島素依賴型糖尿病……等，目前分為三十大類，民眾只要經特約醫療院所醫師診斷，確定所罹患的疾病屬於公告之重大傷病的範圍，可檢具文件向健保局申請重大傷病證明，即可享有重大傷病的醫療補助。

罕見疾病列為重大傷病的第三十大類

所謂罕見，意謂不常見，「罕見疾病」，是幾萬人或幾十萬人才會發生一例的疾病。例如早老症、紫質症、威爾森式症，雖然疾病的名稱很多人沒聽過，但若不進行積極的治療，對於罕見疾病患者的身體健康或生命，可能造

成很大的威脅。

　　罕見疾病不僅罕見，而且治療不易，將來會發生的醫療費用可能非常龐大，對於病患和家屬都是很大的壓力。罕見疾病屬於重大傷病的第三十大類，如果疾病名稱能列入衛生署公布的罕見疾病範圍，就可以享有健保重大傷病的醫療補助。

　　例如有一種罕見疾病名稱為「龐貝氏症」，會造成病患肌肉無力及影響心臟等呼吸功能，九十五年五月納入健保給付後，龐貝氏症患者就醫，就享有免健保部分負擔的補助。

重大傷病證明生效日為重大傷病申請日期

　　屬於健保重大傷病公告範圍內的疾病，患病民眾可經由特約醫療院所的醫師診斷後，提出重大傷病證明的申請，申請通過後，以申請日期為重大傷病證明的生效日。

重大傷病證明有效期限屆滿前，應重新申請

　　依健保重大傷病疾病的分類，有些疾病的重大傷病證明為永久有效；有些疾病的重大傷病證明訂有一定的有效期限。重大傷病證明有效期限屆滿前，重大傷病患者依規定須再重新申請，經申請成功後，才能再享有免健保部分

負擔的優惠。

持重大傷病證明於有效期限內就醫，
可享免健保部分負擔

民眾持重大傷病證明於有效期限內就醫，進行以下治療時，可享免健保部分負擔：

一、重大傷病證明所載之傷病，或經診治醫師認定為該傷病之相關治療。

二、因重大傷病門診，當次由同一醫師併行其他治療。

三、因重大傷病住院須併行他科治療，或住院期間依病情需要，併行重大傷病之診療。

四、民眾如因重大傷病住院，並於住院期間申請獲准發給該項重大傷病證明，則當次住院第一日起（同一疾病由急診轉住院者，以急診第一日起算）也可免健保部分負擔費用；如果住院期間之檢驗報告，於出院後才確定診斷提出申請者，施行該確定診斷檢驗之當次住院也可免健保部分負擔費用。

本案例的阿彪被醫生診斷必須要洗腎，洗腎列為健保的重大傷病，阿彪要依規定辦理重大傷病證明，進行洗腎治療時就可享有免健保部分負擔費用。

7

健保部分負擔的減免和部分負擔的核退

莉莉在九十八年生病以健保身分住院，出院時付了約 10 萬元的醫療費用，同學來看她，聊到這個話題時，竟然告訴莉莉，可以向健保局再申請費用核退，莉莉心裡卻很懷疑？

何謂部分負擔？

民眾至健保特約醫療院所就醫時，除了掛號費之外，還必須繳納一部分的醫療費用，這就是部分負擔。例如至診所看感冒，櫃檯收取 150 元的費用，仔細看醫療收據，會發現其中診所收的掛號費是 100 元，另外的 50 元，就是健保局依規定收取的門診基本部分負擔。

部分負擔分為門診費用部分負擔及住院費用部分負擔兩類。

門診費用部分負擔分為三項

以健保身分看門診，可能會發生以下三種門診費用部

分負擔：

一、門診基本部分負擔。

二、門診藥品部分負擔（依藥費金額收取）。

三、門診復健（含中醫傷科）部分負擔。

不同層級醫院門診基本部分負擔不同

目前醫療機構共分四級，分別為基層醫療單位、地區醫院、區域醫院及醫學中心，至基層醫療單位及地區醫院就醫者，門診基本部分負擔較輕，到區域醫院及醫學中心就醫者，門診基本部分負擔較重。但是若透過轉診，到其他層級醫院看病會較便宜：

醫院層級別	西醫門診		急診	牙醫	中醫
	經轉診	未經轉診			
醫學中心	210 元	360 元	450 元	50 元	50 元
區域醫院	140 元	240 元	300 元	50 元	50 元
地區醫院	50 元	80 元	150 元	50 元	50 元
診所	50 元	50 元	150 元	50 元	50 元

門診藥品部分負擔依藥費金額收取

門診藥品部分負擔，依醫師開立的藥費金額高低另外

收取，藥費金額 100 元以下藥品部分負擔為零元，藥費金
額 1,001 元以上，藥品部分負擔最高收取 200 元：

藥費	部分負擔費用	藥費	部分負擔費用
100 元以下	0 元	601 至 700 元	120 元
101 至 200 元	20 元	701 至 800 元	140 元
201 至 300 元	40 元	801 至 900 元	160 元
301 至 400 元	60 元	901 至 1,000 元	180 元
401 至 500 元	80 元	1,001 元以上	200 元
501 至 600 元	100 元	－	－

慢性病患者持慢性病連續處方箋，免藥品部分負擔

　　包括糖尿病、高血壓等，健保局公告的慢性病共有九
十八種，屬於慢性疾病的病患，經醫師確認屬於病情穩定
可長期使用同一處方藥品治療者，可請醫師開給「慢性病
連續處方箋」。在三個月的有效期間內，持連續處方箋去
醫療院所配藥時，可免藥品部分負擔費用。

住院費用部分負擔分為急性病房及慢性病房兩類

　　以健保身分住院，民眾依不同的疾病被安排住進急性
病房或慢性病房，依住院日數，住院治療民眾要自行負擔
一部分的住院費用，部分負擔的比率表列如下：

住院費用部分負擔比率				
病房別	部分負擔比率			
	5%	10%	20%	30%
急性病房	－	30 日內	31 至 60 日	61 日以後
慢性病房	30 日內	31 至 90 日	91 至 180 日	181 日以後

住院醫療費用自行負擔金額超過上限，可申請核退

　　健保局針對應住院費用部分負擔，每年會公告一次費用上限規定，若民眾當年度住院支付的部分負擔金額超過該年度上限規定，可於次年度向健保局申請核退：

住院類別	97 年度	98 年度
因同一疾病在急性病房住院 30 日之內，或在慢性病房住院 180 日之內，每次住院的部分負擔上限	28,000 元	30,000 元
全年住院的部分負擔上限	47,000 元	50,000 元

　　本案例中的莉莉在九十八年生病以健保身分住進慢性病房，付了約 10 萬元的醫療費用，醫療收據會列出其中住院費用部分負擔及自付部分的明細，如果住院費用部分負擔的金額超過健保局九十八年公告的上限規定，可以在九十九年向健保局申請費用核退。

免除所有部分負擔的對象

依全民健康保險法的規定，以下民眾以健保身分就醫，可免除所有部分負擔：

一、主管機關公告的重大傷病患者。

二、分娩。

三、對未滿四歲的兒童、孕婦、三十歲以上的婦女、四十歲以上的成人等所提供的預防保健服務。

四、在山地、離島地區的特約醫療機構就醫。

五、經離島地區的醫療院所轉診至台灣本島門診或急診者。

六、健保卡上註記「福」或「榮」字的就醫者。

七、因職業傷病就醫的勞保被保險人。

八、經登記列管的結核病患者，到衛生署公告指定醫療院所就醫者。

九、低收入戶。

十、三歲以下兒童。

十一、多氯聯苯中毒之油症患者。

十二、持有健保卡的百歲人瑞。

十三、同一療程，除了第一次診療需要部分負擔外，療程期間內都免除部分負擔（復健及中醫傷科除外）。

8

自墊的醫療費用如何向健保局申請核退？

美麗晚上騎機車外出時，因為光線昏暗，沒有看到馬路施工留下的大洞，連人帶車掉了下去，醒來時已躺在醫院。護士告知：本醫院未加入健保，所有費用須自付，可是美麗心想：我有繳健保費呀！

自墊的醫療費用要懂得向健保局申請核退

依照全民健康保險法的規定，全民都應加入健保，所以除非民眾先言明要自費就醫，不然原則上都能享有健保的醫療資源，使用健保卡門診或住院治療。

但是有些特殊情況或緊急狀況，民眾就醫時可能要先墊付部分或全部的醫療費用，待日後再檢附醫療收據及相關文件，在規定的期間內主動向健保局申請核退。

中斷投保期間自費就醫民眾，
補繳健保費後可申請自墊醫療費用核退

有些民眾因為積欠健保費，以致有中斷投保的情況，

在健保中斷投保期間，民眾若有醫療需求，暫時無法使用健保身分就醫，要先自行繳納醫療費用。

中斷投保的民眾，若在中斷投保期間曾經就醫並有自墊醫療費用，在繳清中斷投保期間的健保費及滯納金後，於六個月內可檢具醫療費用收據及相關文件，向健保局申請自墊醫療費用核退。

在國內因緊急傷病就醫，自墊醫療費用可申請核退

雖然台灣在民國八十四年實施全民健保，但並未強制所有的醫療機構都加入健保醫療服務，民眾因假日，無法前往健保特約醫療機構就醫，或因疾病、傷害或分娩事故，而必須就近在非健保特約醫療機構急救或分娩，就要先自行繳納醫療費用。

因上述原因自墊醫療費用的就醫民眾，在門診、急診治療當日或出院之日起的六個月內，可檢具醫療費用收據及相關文件，向健保局申請因緊急傷病就醫自墊醫療費用核退。

本案例的美麗，因緊急就醫的醫院未加入健保，所以要先自付所有的醫療費用，等將來出院後檢具醫療費用收據，在六個月內可以向健保局申請自墊醫療費用核退。

在國外或大陸地區因緊急傷病就醫，
自墊醫療費用如何申請核退

　　在國外或大陸地區因為沒有健保特約醫療機構，民眾因疾病、傷害或分娩事故，必須自付醫療費用在當地的醫療機構就醫。在門診、急診治療當日或出院之日起的六個月內，可檢具醫療費用收據及相關文件，向健保局申請自墊醫療費用的核退，但是要注意以下兩個問題：

一、民眾若無法於上述的六個月內回國，可以郵寄相關資料，由家屬協助辦理費用核退。

二、在大陸或國外地區，因為醫療費用的收費標準和台灣不同，自付醫療費用不一定都能全部獲得核退，必須以健保局公布的國外就醫醫療費用的標準為限。

大陸地區緊急就醫住院五日以上，
自墊醫療費用核退文件要經過雙驗證

　　在中國大陸地區因緊急傷病就醫的民眾，自九十五年四月一日（住院出院日）起，在大陸地區住院天數在五日（含）以上者，回台後辦理自墊醫療費用核退，要經過以下的驗證程序：

一、需檢具的醫療機構證明文書（醫療費用收據正本、費用明細、診斷書或其他證明文件等），必須先在大陸

地區的公證處辦理公證。

二、再持公證書正本向國內財團法人海峽交流基金會申請
　　驗證，完成驗證的文書，健保局才會予以採認，才能
　　申請自墊醫療費用核退。

職業傷病勞工就醫時應以勞保身分就醫

　　勞工若發生職業傷害或職業病時，應該用「勞保」身
分而非以「健保」身分就醫，因為勞工以勞保身分就醫可
享有較多的醫療費用優惠，若需要住院治療，以勞保身分
可享有以下醫療費用的優惠：

一、免繳原健保規定應自付的部分負擔。

二、住院三十日內享有普通膳食費用減半的優惠。

　　若職業傷病勞工在門診或住院當時不知道相關規定，
是以健保身分就醫，可於門診、急診治療當日或出院之日
起的六個月內，持當時醫療機構開立的醫療收據及相關文
件，向勞保局申請自墊醫療費用的核退，若屬特殊情況，
申請核退的期間可延長至二年。

醫療費用核退，應在治療結束後六個月內提出申請

　　自墊醫療費用之核退，應在治療結束、或出院後、或
分娩後六個月內檢附相關收據及文件提出申請，逾期就會
喪失權利。

9

病房升等費、看護費、薪水損失需自付

阿賢半夜腹痛到醫院掛急診，醫生做完血液及 X 光檢查後，要阿賢住院治療。阿賢忙向護士說：我有健保，我要住健保病房。護士指著牆壁的表格說：先生，健保病房現在沒有空床！

何謂健保病房？

因為每個月都要繳納健保費，很多民眾因傷病住院治療時，會告知醫院要住健保病房。所謂的健保病房，是病床數在三床以上的病房，病房費用由健保局給付，但住健保病房可能會遇到以下問題：

一、三或四個病患共住一間病房，每個人罹患的疾病不一定相同，增加交叉感染的風險。

二、三或四個病患，加上照顧病患的 3 或 4 個家屬，要共用廁所或衛浴，使用上不方便。

三、三或四個病患，遇上不知何時會來探病的親友，無法安心休養。

健保病床一位難求

　　很多公立大醫院或都會區醫院的急診室，常排滿臨時病床，有時甚至連走廊都排滿病床，為什麼？因為不僅一般病床一位難求，想住健保病床也不如想像中的容易，公立大醫院或都會區醫院的健保病床占床率不僅高達九成，甚至常常滿床，以下是健保局網站公布九十六年三月七日的資料：

地區別	醫院名稱	健保病床數	占床率	空床數
北區	台北榮民總醫院	2674	100%	0
	國立臺灣大學醫學院附設醫院	2268	99.77%	5
	台北市立聯合醫院	2984	100%	0
	台北醫學大學附設醫院	353	100%	0
中區	台中榮民總醫院	1220	95.24%	58
	台中醫院	502	97.80%	11
	彰化基督教醫院	1491	100%	0
南區	高雄榮民總醫院	1255	100%	0
	台南醫院	712	100%	0
	嘉義基督教醫院	799	96.24%	30
東區	慈濟綜合醫院	887	95.71%	38
	台灣基督教門諾會醫院	420	88.09%	50

沒有健保病床，病患除了等，只好考慮單人或雙人的自費病房。本案例的阿賢，須要住院治療可是沒有健保病床，除了考慮改住要另外付費的單人或雙人病房外，可以打聽一下別的醫院有沒有空的健保病房再轉院。

超過規定的住院天數請自掏腰包

健保對於某些疾病的給付採按病歷計酬，不同的疾病健保局都有固定的給付。所以有時候病患或家屬會聽到醫生說：你這次住院，依健保給付規定只能住到明天，後天必須出院或轉院，如果要繼續住院就要自費。

例如：自然生產，一般醫院都提供產婦住院三天的服務，若超過三天以上還要住院，產婦就要自費。

住單人或雙人病房，請自付病房差額

健保病床一位難求怎麼辦？沒關係，醫院會告訴您，單人或雙人病房還有空位，不過您要自付病床的差額，以下為部分醫院公布的病房差額：

地區別	醫院名稱	單人房自費差額	雙人房自費差額
北區	台北榮民總醫院	3,000 ～ 4,500 元	1,500 ～ 2,400 元
	國立臺灣大學醫學院附設醫院	2,000 ～ 7,000 元	770 ～ 1,600 元
	馬偕紀念醫院	3,200 ～ 4,500 元	1,600 ～ 2,500 元
	長庚紀念醫院	3,500 元	1,800 元
中區	台中榮民總醫院	3,380 ～ 4,200 元	1,500 ～ 1,800 元
	台中醫院	2,500 元	1,000 ～ 1,200 元
	彰化基督教醫院	1,900 ～ 2,800 元	1,500 ～ 1,600 元
南區	高雄榮民總醫院	3,000 元	1,500 元
	台南醫院	1,500 元	700 元
	嘉義基督教醫院	2,500 元	1,500 元
東區	慈濟綜合醫院	2,000 元	1,000 元
	台灣基督教門諾會醫院	2,000 元	900 ～ 1,000 元

健保不給付看護費用

民眾因為傷病住院，有些情況需要開刀治療，病患行動上可能不是很方便，需要家屬的陪伴或照顧，家屬可能因此要犧牲工作及收入，若另外請看護照顧，也要自行負擔看護費用：

看護類別	每月看護費用
外籍看護	22,000 ~ 27,000 元
專業護士	35,000 ~ 55,000 元
養護機構	25,000 ~ 30,000 元
護理之家	30,000 ~ 60,000 元

長期住院不可忽視的薪水損失

依照勞動基準法的規定，病假一年最多三十日，三十日內雇主仍然要支付半薪，對很多勞工來說，半薪可能都不夠支付單人或雙人病房的費用，如果住院超過三十日呢？收入可能就會中斷，住院期間的房貸、車貸、生活費，要由誰幫您支付？

想安心住院可加強商業保險來補強

對於生病住院的病人，最重要的是安心休養，但最擔心的可能是花錢，民眾可考慮加強商業保險，彌補住院及休養期間的經濟損失：

民眾住院時的經濟需求	適用的商業保險
單人或雙人病房的病房費	日額型的醫療保險
住院期間的看護費用	看護保險
住院期間的薪水損失	失能保險

10

除了部分負擔，健保還有不給付的項目

小鄭生病住院，有一天醫師巡視時，翻了翻病歷資料，問小鄭：現在有一種新的藥物，對你的病情很有幫助，但目前健保不給付，這個藥要連續使用一週，自費約 10,500 元。小鄭心裡嘀咕：健保不是什麼都有給付嗎？

除了部分負擔，健保還有不給付的項目

有些民眾在辦理出院手續的時候，會被醫療收據上的自付金額嚇一跳，原來除了掛號費及部分負擔外，還有健保不給付的醫療項目：

一、依其他法令應由政府負擔費用之醫療服務項目。

二、預防接種及其他由政府負擔費用之醫療服務項目。

三、藥癮治療、美容外科手術、非外傷治療性齒列矯正、預防性手術、人工協助生殖技術、變性手術。

四、成藥、醫師指示用藥。

五、指定醫師、特別護士及護理師。

六、血液。但因緊急傷病經醫師診斷認為必要之輸血，不

在此限。

七、人體試驗。

八、日間住院。但精神病照護，不在此限。

九、管灌飲食以外之膳食、病房費差額。

十、病人交通、掛號、證明文件。

十一、義齒、義眼、眼鏡、助聽器、輪椅、拐杖及其他非
具積極治療性之裝具。

十二、其他經主管機關公告不給付之診療服務及藥品。

十三、依其他社會保險法令領取殘廢給付後，以同一傷病
申請住院診療者。

十四、住院診療經診斷並通知出院而不出院者，其繼續住
院之費用。

十五、經保險人事前審查，非屬醫療必需之診療服務及藥
品。

十六、違反健保法有關規定者。

健保並不是所有的藥品、材料或治療項目都有給付，
本案例小鄭的醫師告訴他有自費的藥品，小鄭可以請醫師
說明，在充分的了解後，可以決定是否使用。

健保不給付的疫苗

每年秋冬之際，就是流行感冒大流行的季節，政府會
提供流感疫苗讓三歲以下及六十五（或六十）歲以上的民

眾免費接種，其餘的民眾需要自費才能施打，另外自費施打的疫苗還有：

疫苗名稱	自費施打費用
流感疫苗	約 400 ～ 500 元
輪狀病毒疫苗	約 5,000 元
肺炎鏈球菌疫苗	約 3,200 元

由邵曉鈴女士車禍意外看健保不給付項目

台中市長胡志強夫人邵曉鈴女士在九十五年十一月發生車禍重傷，送台南的醫院治療，邵曉鈴女士左臂截肢，隨行祕書也因傷須進行手部及腿部植皮，此次治療其中健保不給付的項目有：

一、邵曉鈴女士緊急輸血一萬三千 C.C.。血液項目原則上不在健保的給付範圍，但如果經醫師診斷為「緊急的必要性輸血」，健保才會給付。

二、邵曉鈴女士使用葉克膜體外循環機，健保局支付第一套三天療程的費用，但是每天的換管費用及使用到第二套以上的費用，就要自付。

三、邵曉鈴女士左臂截肢未來要裝義肢，義肢不在健保給付範圍。

四、邵曉鈴女士及祕書因傷進行的相關美容外科手術，健

保不給付。

五、邵曉鈴女士病情穩定後轉入單人病房，要自付病房的
　　差額。

六、除非由醫師診斷確有「醫療需要」，施打大量液體點
　　滴注射，健保才會給付，否則要自付費用後，才能施
　　打大量液體點滴注射。

癌症治療，健保視病情決定是否給付標靶藥物

　　衛生署公布的九十七年統計資料，國人十大死因排行
榜，癌症連續二十七年占居榜首，有三十八萬九千人因癌
症死亡。健保在九十六年付出的癌症醫療費用達三百九十
八億元，此一數字未包含病患自行負擔的醫療費用支出。

　　目前健保癌症治療給付標準，會考慮先從傳統化療開
始，若患者化療治療效果不彰，健保再視病情給付患者改
用第一線至第三線的癌症標靶藥物，當第一線癌症治療藥
物失效後，健保才會漸進給付第二線的藥物治療。

　　病患想使用健保尚未核准的藥物或提早使用下一線的
藥物進行治療，則必須請醫師開處方箋自費購買。為了降
低病患的不適或要求更好的治療效果，病患或家屬可能要
有足夠的經濟做後盾。

　　知名的雲門舞者羅曼菲小姐因肺癌逝世，生前因使
用肺癌標靶藥物得舒緩（Tarceva），減少化療掉髮、噁心

嘔吐的副作用，並因此延長壽命，可是得舒緩當時不屬於健保給付之藥物，因此每月須自費負擔約八、九萬元的費用。醫藥界開發很多的新藥來治療各種癌症，健保局也陸續公告給付部分治療癌症的標靶藥物，但若非屬健保給付之藥物，癌症患者仍要自費才能使用。

特殊材料依健保局公告，全額給付或部分給付

國內的心臟疾病患者，每年約有五千二百人使用「塗藥心臟支架」治療，全部自費大約要花費八萬元。健保局公布自九十五年十二月一日起補助部分塗藥血管支架費用，減少患者的負擔。另外健保局也陸續公告，部分給付醫療材料，包括特殊材質人工髖關節、特殊功能人工水晶體、人工心律調節器及義肢等。

隨著醫學的進步及民眾的需求，健保局持續公告給付新的藥品、材料和醫療項目，但有些疾病的治療可以等，有些疾病的治療有時效性，有最好的黃金治療時間，如果病患在治療當時必須使用的藥品、材料或醫療項目，不在健保局公告給付的範圍，民眾必須自費。

適當的保險，可讓病患及早進行必要的治療

醫藥及科技的進步日新月異，為因應健保的不給付項

目，民眾可考慮加強商業保險，以自費的方式讓病患及早
進行必要的治療：

民眾醫療時的經濟需求	適用的商業保險
彌補健保不給付的醫療項目	實支實付型的醫療保險
治療重大疾病所需的醫療費用	重大疾病保險
治療癌症所需的醫療費用	癌症保險

第二章

勞工保險：普通事故保險給付

勞工保險的給付分為兩大類，第一類的給付為普通事故保險給付，原有生育、傷病、醫療、殘廢、失業、老年及死亡七種。

民國八十四年三月一日全民健康保險法施行後，普通事故保險的醫療給付及生育給付中的分娩費，改由全民健康保險給付，所以這兩個部分勞工保險停止給付。

民國九十二年一月一日就業保險法施行後，失業給付改由就業保險給付，所以此一部分的勞工保險也停止給付。

民國九十七年七月十七日通過勞工保險條例部分條文修正案，修法後的勞工保險普通事故保險給付，分為生育（生育補助費）、傷病、失能（原稱殘廢）、老年及死亡五種給付。

勞保年金制度自民國九十八年一月一日起施行，普通事故保險給付中的失能、老年及死亡三項給付，除了原來一次給付的領取方式外，新增年金給付的選擇。

1

生育給付：
不論生男生女皆可領取的生育禮金

小虹上個禮拜生下她的第一個小寶寶，親朋好友紛紛包紅包、送金飾來恭喜她，其中一個親戚問她：妳知道可以申請勞保的生育給付嗎？小虹一臉疑惑的回答：可是我換工作才滿五個月，可以申請嗎？小虹參加勞保的年資共三年，前六個月的勞工保險月投保薪資如下：

月份別	前六月	前五月	前四月	前三月	前二月	前一月
勞保投保薪資	30,300 元	33,300 元	33,300 元	33,300 元	36,300 元	36,300 元

參加勞保累計滿二百八十日後分娩或
參加勞保累計滿一百八十一日後早產者皆可申請

　　女性勞工（＊）欲申請生育給付，必須於生產前參加勞工保險（以下簡稱勞保）的年資累計滿二百八十日；若發生早產者，參加勞保的年資須累計滿一百八十一日。本案例的小虹雖然在生產前五個月才到新公司工作並重新加保，但是小虹之前參加勞保的年資已經超過二年，累計勞

保年資超過二百八十日，所以可以提出生育給付的申請。

早產的定義

生育給付中所謂的「早產」，指以下兩種情況之一：
一、妊娠大於二十週，小於三十七週生產者。
二、或胎兒出生時體重大於 500 公克，少於 2,500 公克者。

勞保退保後一年內因同一懷孕事故而生產者，
仍享有請領生育給付的權利

除了參加勞保的年資累計須超過二百八十日的條件外，過去還規定女性勞工生產當時必須具有勞保的被保險人身分，才具有請領生育給付的資格。但是有些女性勞工，可能因為懷孕而失去或暫時停止工作，於勞保退保期間生產，因不具備勞保被保險人的身分，導致無法請領生育給付。

九十八年一月二十五日施行的勞工保險條例修正案，解決了上述問題，根據新的規定：女性勞工若於勞保加保期間懷孕，在退保後一年內因同一懷孕事故而分娩或早產，且累積的保險年資符合申請給付之規定，仍享有請領生育給付的權利。

只有女性勞工才可以申請生育給付

過去申請生育給付時，若夫妻兩人同為勞保的被保險人，可以由夫妻兩人中投保薪資較高者提出申請，請領較高的給付。但依目前的規定：只有女性勞工本人才可以提出生育給付的申請。

生育給付為三十日的平均月投保薪資

民國八十四年三月一日健保實施之前生產的婦女，領取的是兩個月的勞保生育給付（三十日的分娩費和三十日的生育補助費）；健保實施後，女性生產住院的相關醫療費用改由健保局給付，所以目前勞保的生育給付只發給三十日的生育補助費。

自然產、剖腹產生育給付都一樣

希望子女出生時能有一個較好的時辰，讓子女未來能出人頭地，使得台灣地區剖腹產的比率居高不下，近幾年都維持在 33％至 34％。依健保的規定，剖腹產的住院天數和醫療給付都高於自然產，但兩種生產方式可以申請的勞保給付天數相同。

生育給付的平均月投保薪資計算，
以前六個月的投保薪資為計算基礎

女性勞工生產當月起（包含當月），前六個月的平均月投保薪資，為計算生育給付的基礎，本案例小虹的生育給付申請金額，依以下步驟計算：

一、小虹生產前六個月的勞保投保薪資合計為：202,800元（ ＝ 30,300 ＋ 33,300 ＋ 33,300 ＋ 33,300 ＋ 36,300 ＋ 36,300）。

二、小虹前六個月的平均月投保薪資為 33,800 元（ ＝ 202,800 ÷ 6）。

三、小虹本次生產，可以領取三十日的生育給付，金額為 33,800 元。

未婚生子或離婚後生產，都可以申請生育給付

勞保生育給付的請領規定中，並未要求女性勞工必須在具有婚姻關係的狀態中才能請領，所以即使是未婚生子或離婚後才生產，只要符合請領條件，都可以申請生育給付。

新生嬰兒出生時為死產或出生後才死亡，
請領的給付不同

若嬰兒出生前已死亡，或出生後才死亡，可領取的勞保給付不同：

嬰兒的狀況	可請領的給付別	須檢附之證明
嬰兒出生時為死產	生育給付一個月	死產證明書
嬰兒出生後才死亡	生育給付一個月、喪葬津貼一·五個月	出生證明書、死亡證明書

生育給付的請領時效為二年

生育給付可以請領的時限為二年，若超過二年的期間未申請，就會喪失請領的資格。

未來生育給付的修法方向

勞工保險條例在生育給付未來修法的方向，可能會將原來三十天的給付增為三個月，對於無固定雇主的女性勞工、有固定雇主的女性勞工及雇主，會產生不同程度的影響：

一、對於無固定雇主女性勞工的影響：多領取二個月的生育給付。

二、對於有固定雇主女性勞工的影響：原來勞動基準法規定，女性勞工生產時可以請產假並向雇主領取產假期間的薪資，若修法後產假不變，產假期間的薪資一部分轉向勞保局申請，但領取的總金額不變。

三、對於雇主的影響：原來勞動基準法規定的女性勞工產假要照給，但雇主原應負擔的產假期間薪資，一部分轉由勞保局給付，雇主的負擔變輕。

【備註】本文所稱之勞工，係指參加勞工保險的被保險人

2

傷病給付：
住院無法工作期間的薪水津貼

小李因為腹痛掛急診住院，二十日之後出院，回家後又休養了三天才恢復上班。小李準備醫療收據要申請商業保險的醫療保險理賠，保險業務員告訴他：別忘了申請勞保哦！小李不太相信，心想：申請什麼？

小李參加勞保的年資共六年，前六個月的平均月投保薪資為：36,300 元。

勞保普通事故傷病給付的請領條件

　　勞工若因普通傷害或普通疾病（以下簡稱普通傷病）進行治療，住院醫療期間不能工作，收入可能因而中斷。勞保提供勞工這段住院期間薪資損失的部分補助，給付項目稱為普通事故傷病給付，但有以下條件限制：

一、傷病給付期間為勞工住院治療期間。

二、住院醫療期間不能工作，勞工因此未能取得原有薪資才能申請。

從住院不能工作的第四天，開始申請給付

勞工因普通傷病住院治療，時間若未超過三天，還不能提出傷病給付的申請。勞工若仍持續住院治療，不能工作且未取得原有薪資，從第四天起，才能請領傷病給付。

普通事故傷病給付按日計算，
給付平均日投保薪資的 50%

勞保傷病給付，依勞工實際住院天數，扣除前三天不給付，再計算發給傷病給付的金額。

勞工住院治療前六個月的平均月投保薪資，為計算傷病給付的基礎，因為傷病給付是按日給付，所以平均月投保薪資要再換算成平均日投保薪資，普通事故的傷病給付標準，為平均日投保薪資的 50%。本案例小李的普通事故傷病給付申請金額，依以下步驟計算：

一、住院二十日，扣掉前三天不給付，可以申請給付的天數為 17 天（＝ 20 － 3）。

二、住院前六個月的平均月投保薪資為 36,300 元，平均日投保薪資為 1,210 元（＝ 36,300÷30），平均日投保薪資的 50% 為 605 元（＝ 1,210×50%）。

三、小李可以申請的普通事故傷病給付金額為：10,285 元

（ ＝ 17×605）。

普通事故傷病給付期間最短六個月，最長一年

勞工發生普通傷病前累計參加勞保的年資，會影響普通事故傷病給付的請領時間：

勞工參加勞保的年資	普通事故傷病給付的限制
傷病事故前勞保年資累計未滿一年者	最長可請領六個月
傷病事故前勞保年資累計滿一年者	最長可請領一年

住院醫療期間勞工若取得原有薪資或報酬，不能請領傷病給付

如果勞工住院治療期間，仍然能繼續工作，或是雇主願意支付原有的薪資，勞工就不能向勞保局提出傷病給付的申請。必須勞工住院治療期間不能工作，沒有拿到原有薪資或報酬，才能申請傷病給付。

雇主先行墊付傷病給付者，要提出證明申請歸墊

有些雇主為照顧住院治療的員工，願意先幫勞保局墊付傷病給付的金額給勞工，勞工申請傷病給付時，要提出

雇主的「傷病給付墊付證明書」，說明墊付的期間及墊付的金額。經審核無誤後，勞保局會將雇主先行墊付的金額歸還雇主，稱為歸墊。

勞工出院後在家休養期間，
不屬於普通事故傷病給付的範圍

普通事故的傷病給付期間，只限於勞工住院治療期間，若勞工出院後在家休養，不在普通事故傷病給付的範圍。本案例的小李出院後在家休養三天才恢復上班，這三天不能申請傷病給付。

傷病給付每滿半個月，可以提出一次給付申請

勞工若住院治療的時間較長，每超過十五天，可以申請一次傷病給付；也可以等治療結束出院後，再一次提出全部傷病給付的申請。

傷病給付的請領時效為二年

傷病給付可以請領的時限為二年，若超過二年的期間未申請，就會喪失請領的資格。

因故退保後一年內，請領傷病給付的條件

勞工在勞保加保期間發生傷病事故，若因故退保，在保險效力停止後一年內，原傷病事故仍可繼續請領傷病給付，但同一普通傷病事故的傷病給付，累計給付期限最長仍為一年。

傷病給付屬於薪資補助，非醫療費用的補助

勞工如果因為傷病住院治療，不能工作又沒有收入，若加上要額外負擔醫療費用，時間一長，經濟上可能會拉警報。傷病給付可暫時解決勞工薪資中斷的問題，但是普通事故的傷病給付只有投保薪資的一半，這段期間勞工原來要支付的房貸、車貸、生活費用能夠只付一半嗎？而且普通事故傷病給付時間最長為一年，若勞工住院治療超過一年以上，生活費用如何解決？還有額外增加的醫療費用或看護費用，怎麼辦？

傷病給付屬於薪資補助的性質，並不是醫療費用的補助，傷病給付的請領不會影響健保的相關優惠及給付。

3

失能給付：
不一定要斷手斷腳或切除器官才算失能

小美因為罹患子宮頸癌，經化療後醫生判定她今後已經無法生育，小美有位同學之前因為切除子宮領到約二十萬的勞保給付，為了這二十萬，小美思考著要不要去做子宮切除的手術！

小美參加勞保的年資共九年，前六個月的平均月投保薪資為：34,800 元。

不一定要斷手斷腳，才能領取勞保失能給付

一般人對於失能（過去稱「殘廢」）兩個字，聯想到的畫面可能是手或腳殘缺，可是勞保所稱的失能，審定範圍包括：四肢的缺損、內臟器官的失能（過去稱「障害」）、四肢機能失能或運動失能等。

遭遇傷病而發生失能之勞工，若其失能狀態符合勞保失能給付標準之規定，可申請領取失能給付（過去稱「殘廢給付」）。勞保年金制度施行後（九十八年一月一日起），經全民健保特約醫院評估為「終身無工作能力」

（或符合身心障礙者權益保障法所規定之身心障礙者）之勞工，可按月請領失能年金給付。

失能給付之請領條件

勞工遭遇普通傷病，經治療後，症狀固定，即使再治療也不能期待其治療效果，經特約醫療院所診斷為永久失能，且其失能狀態符合勞保失能給付標準之規定者，可請領失能給付（失能補助費）。

九十七年七月十七日勞工保險條例修法前，失能給付原本的給付方式為一次發給；但經過修法後，失能給付分為失能一次金及失能年金兩種給付型態，其請領條件說明如下：

一、失能一次金之請領條件

遭遇傷病而發生失能之勞工，需符合以下條件，才能請領失能一次金：

1. 勞工之失能狀態，符合勞保失能給付標準之規定，但未達「終身無工作能力」，可按失能等級之給付日數，請領失能一次金。

2. 勞工之失能狀態，已達「終身無工作能力」者，需於九十八年一月一日前曾參加勞保已有保險年資，始具有請領失能一次金之資格。

二、失能年金之請領條件

遭遇傷病而發生失能之勞工，需符合以下條件，才能

請領失能年金：

1. 勞工之失能狀態，需達「終身無工作能力」，始具
有請領失能年金之資格。

2. 勞工請領失能年金之資格，和勞工是否曾於九十八
年一月一日前曾參加勞保具有保險年資無關。

三、可二擇一，請領失能一次金或失能年金之條件

遭遇傷病而發生失能之勞工，若同時符合以下條件，
可擇一領取失能一次金或失能年金：

1. 勞工之失能狀態，已達「終身無工作能力」者。

2. 勞工需於九十八年一月一日前已參加勞保，具有保
險年資。（若無，只能領取失能年金）

同時具有領取失能一次金及失能年金資格的勞工，若
選擇領取失能一次金給付，經勞保局核付後，不得再變更
給付方式。

發生失能之勞工，若經評估為「終身無工作能力」，
雖可請領失能給付，但因其工作能力已喪失，因此勞保局
將依勞工保險條例之規定逕予退保。

商業保險不理賠的失能項目，或許可申請勞保失能給付

商業保險之殘廢等級過去分為六個等級二十八個項
目，在九十五年十月一日之後，增為十一個等級七十五個
項目；可是勞保的失能給付，以不同的失能部位，分為：

精神、神經、眼、耳、鼻、口、胸腹部臟器、軀幹、頭臉頸、皮膚、上肢、下肢等十二個失能種類、十五個失能等級、二百二十個失能項目。

商業保險和勞保兩者有一百多個失能（殘廢）項目的差距，不屬於商業保險理賠的殘廢項目，可能是勞保失能給付的失能項目，因傷病而發生失能的勞工，應多了解相關的規定，不要輕易放棄勞保失能給付的申請機會。

勞保失能給付的申請時機

勞工遭遇傷病，經治療後症狀固定，若再繼續治療也無法期待更好的治療效果，此時勞工可視失能之種類及狀態，依失能給付標準之規定請特約醫院的醫師進行診斷，並於勞保局制式的失能診斷書上詳載失能之狀態後，提出失能給付的申請。

不同的傷病，有不同的治療療程及觀察時間，依勞保失能給付標準之規定，不同的失能項目及失能等級，各自訂有不同的失能認定時間。有些失能種類及失能狀態，需治療滿六個月、一年或二年以上，才能進行失能等級的審定。例如：欲申請肝臟之失能給付，需因肝病住院治療且已觀察滿六個月以上，才可提出失能等級之認定。

有些失能項目及失能等級的認定，則不受到需治療滿一定時間的限制，例如：慢性腎衰竭（洗腎）需終身定期

透析治療的勞工，經醫師診斷為失能後，即可提出給付的
申請。詳細內容，可參考勞保失能給付標準之規定。

勞保失能一次金，依不同的失能項目及等級，發給一定日數的給付

　　勞保普通事故的失能一次金給付，以失能勞工審定的
失能等級，按其平均月投保薪資，依規定之給付標準（下
表所定的給付日數），請領失能給付。失能一次金給付金
額的計算公式如下：

失能一次金給付金額 ＝ 平均日投保薪資 × 給付日數

　　失能一次金所稱的平均月投保薪資，以失能勞工診斷
失能之當月起，前六個月之實際月投保薪資，平均計算後
之金額為給付標準。

　　本案例之小美，若經醫師診斷並開具失能診斷書，可
向勞保局提出給付申請。經勞保局核定後係屬第十一等級
之失能，可以獲得一百六十日的失能一次金給付，其給付
金額依下列步驟計算：

一、小美認定失能前六個月的平均月投保薪資為 34,800
　　元，平均日投保薪資為 1,160 元（＝ 34,800÷30）。

二、小美可以申請的普通事故失能一次金給付金額為：
　　失能一次金給付金額 ＝ 1,160 × 160 ＝ 185,600 元。

失能等級	普通傷病失能補助費給付標準
一	1,200 日
二	1,000 日
三	840 日
四	740 日
五	640 日
六	540 日
七	440 日
八	360 日
九	280 日
十	220 日
十一	160 日
十二	100 日
十三	60 日
十四	40 日
十五	30 日

勞保失能年金的給付金額計算

　　勞保普通事故的失能年金給付，按失能勞工之勞保年資計算，每滿一年，發給其平均月投保薪資之 1.55％，失能年金給付金額的計算公式如下：

失能年金給付金額（月）

＝平均月投保薪資 × 保險年資 ×1.55%

　　失能年金所稱的平均月投保薪資，以失能勞工參加勞保期間最高六十個月之月投保薪資，平均計算後之金額為給付標準。

　　若經上述公式計算後，失能年金之給付金額不足4,000元者，勞保局將以每月4,000元的金額發給給付。

領取勞保失能年金給付之勞工眷屬，符合請領條件者，可另外申領眷屬補助

　　領取勞保失能年金給付之勞工，若有配偶或子女，符合以下條件者，可再申請領取眷屬補助：

一、配偶得請領眷屬補助的條件

　　1. 配偶應年滿五十五歲且婚姻關係存續一年以上，但有下列情形之一者，則不受限制：

　　　(1)無謀生能力。

　　　(2)撫養有未成年、無謀生能力或二十五歲以下，在學，且每月工作收入未超過勞保投保薪資分級表第一級規定之子女。

　　2. 配偶應年滿四十五歲且婚姻關係存續一年以上，且每月工作收入未超過勞保投保薪資分級表第一級。

二、子女得請領眷屬補助的條件

　　子女應符合下列條件之一，但養子女須有收養關係六個月以上：

1. 未成年。
2. 無謀生能力。
3. 二十五歲以下，在學，且每月工作收入未超過勞保
   投保薪資分級表第一級。

符合以上條件之失能勞工眷屬，可填寫「失能年金加發眷屬補助申請書」申領眷屬補助，每一人可按失能勞工之失能年金給付金額，加領25％的眷屬補助。但眷屬人數若超過兩人以上，最多只加計至50％。

無謀生能力的定義

上述所稱之無謀生能力，指符合以下條件者：

一、符合法定重度以上身心障礙資格領有身心障礙手冊或
　　證明，且未實際從事工作或未參加國民年金保險以外
　　之相關社會保險者。
二、受禁治產（監護）宣告，尚未撤銷者。

停止發給眷屬補助之情況

領取失能年金給付眷屬補助之配偶或子女，若有下列情形之一時，加給的眷屬補助將停止發給：

一、配偶不得請領眷屬補助的情況

1. 再婚。
2. 未滿五十五歲，且其扶養之子女已不符合未成年、無謀生能力或二十五歲以下，在學，且每月工作收入未超過勞保投保薪資分級表第一級之請領條件。
3. 配偶雖年滿四十五歲且婚姻關係存續一年以上，但其每月工作收入超過勞保投保薪資分級表第一級。
4. 入獄服刑、因案羈押或拘禁。
5. 失蹤。

二、子女不得請領眷屬補助的情況

1. 已不符未成年、無謀生能力或二十五歲以下，在學，且每月工作收入未超過勞保投保薪資分級表第一級之規定。
2. 入獄服刑、因案羈押或拘禁。
3. 失蹤。

有國民年金保險年資者，
可合併領取國民年金保險身心障礙年金給付

領取勞保失能年金給付之勞工，若具有國民年金保險年資，且符合領取身心障礙年金之條件，除領取勞保之失能年金給付外，可同時向勞保局請領國民年金保險之身心障礙年金給付。

　　國民年金保險之身心障礙年金給付金額，按國民年金保險之月投保金額及繳納國民年金保險費的年資，每滿一年，發給 1.3％的身心障礙年金。身心障礙年金給付金額的計算公式如下：

國民年金保險身心障礙年金給付金額 ＝
月投保金額 × 保險年資 × 1.3％

　　合併計算勞保失能年金給付及國民年金保險身心障礙年金給付後之金額，若不足 4,000 元者，勞保局將以每月 4,000 元的金額發給給付。

領取勞保失能年金給付者，每五年須審核失能程度

　　勞保局依規定發給勞工勞保失能年金給付後，除認定為無須審核者外，其餘至少每五年，會審核一次領取失能年金給付勞工之失能程度，所需的費用由保險基金負擔。

　　勞保局的審核結果，若認為勞工的失能狀態已減輕至不符合失能年金的請領條件時，將停止繼續發給失能年金給付，另發給失能一次金。

不一定要切除子宮才能請領失能給付

　　勞保的失能給付標準中，原來有一項失能狀態的審核

規定：「四十五歲以下的女性因傷病割除兩側卵巢或子宮，致不能生育者。」，可申請第十一等級的失能給付。因此過去有些女性勞工為了領取給付，選擇切除子宮。

勞委會後來放寬這部分的審核規定：「未滿四十五歲，原有生殖能力，因傷病割除兩側卵巢或子宮，或因放射線或化學治療，致不能生育者。」，也能認定為失能。因此日後欲請領生殖器失能給付的女性勞工，不一定要割除卵巢或子宮。

本案例的小美，只要配合醫生進行必要的治療，不一定要做子宮的切除手術，也可以申請勞保的失能給付。

男性生殖器失能，也能請領失能給付

男性勞工若喪失兩側睪丸，或因放射線或化學治療，導致不能生育，依勞保失能給付標準的規定，也屬於第十一等級的失能，經醫師診斷並開具失能診斷書，也可以向勞保局提出失能給付的申請。

失能給付的請領時效為二年

失能給付可以請領的時限為二年，若經醫師認定失能後，超過二年的期間未申請，就會喪失請領的資格。

4

本人死亡給付：
照顧勞工之遺屬及喪葬費用補助

小明的父親老王上個月往生，辦完喪事後全家聚在一起，討論如何申請父親的勞保死亡給付。小明和弟弟小毛都有勞保身分，妹妹阿珠是公務人員，參加公保。

老王參加勞保的年資共二十二年（勞保年金施行前已參加過勞保），前六個月及最高六十個月的平均月投保薪資皆為：21,900 元。

勞保死亡給付的給付項目

　　勞工本人於勞保加保期間死亡，家屬可請領死亡給付，死亡給付分為兩個主要的給付項目。其中一個給付項目為喪葬津貼，喪葬津貼是辦理身故勞工後事的喪葬費用補助；另外一個給付項目區分為遺屬津貼或遺屬年金兩種發給型態，給付之目的在提供身故勞工家屬的生活費用。兩項津貼的給付標準如下：

勞保死亡給付的內容		給付標準
喪葬津貼		五個月
二者只能擇一領取	遺屬津貼（一次領取）	依勞保年資給付
	遺屬年金（按月領取）	

　　身故之勞工若於勞保年金施行前（九十八年一月一日起）曾參加勞保已有保險年資，家屬依規定可擇一領取遺屬津貼或遺屬年金；身故之勞工若是在勞保年金施行以後才開始參加勞保，家屬依規定只能領取遺屬年金。遺屬津貼的發給方式為一次給付，遺屬年金則為按月給付。

喪葬津貼的給付金額計算

　　喪葬津貼之給付金額，按身故勞工之平均月投保薪資，一次發給五個月。喪葬津貼給付金額的計算公式如下：

喪葬津貼給付金額 ＝ 平均月投保薪資 × 5

　　喪葬津貼給付所稱的平均月投保薪資，以身故勞工死亡之當月起，前六個月之實際月投保薪資，平均計算後之金額為給付標準。

遺屬津貼視身故勞工之勞保年資，決定給付月數

身故之勞工若於勞保年金施行前曾參加勞保已有保險年資，家屬依規定可擇一領取遺屬津貼或遺屬年金。家屬若選擇一次請領遺屬津貼，其給付金額的計算，先以身故勞工參加勞保的年資，決定遺屬津貼的給付月數（下表所定的標準，為普通事故保險之給付月數）；再按身故勞工之平均月投保薪資，計算給付的金額。遺屬津貼給付金額的計算公式如下：

遺屬津貼給付金額 ＝ 平均月投保薪資 × 給付月數

遺屬津貼給付所稱的平均月投保薪資，以身故勞工死亡之當月起，前六個月之實際月投保薪資，平均計算後之金額為給付標準。

身故勞工參加勞保的年資	普通事故保險遺屬津貼之給付標準
勞保年資未滿一年	十個月遺屬津貼
勞保年資滿一年未滿二年	二十個月遺屬津貼
勞保年資滿二年	三十個月遺屬津貼

本案例之老王於勞保年金施行前已有勞保年資，參加勞保的年資共二十二年，家屬若選擇領取遺屬津貼，依規定可按老王的平均月投保薪資申請五個月的喪葬津貼及三

十個月的遺屬津貼，家屬可以請領的死亡給付金額，計算
如下：

一、喪葬津貼＝平均月投保薪資 ×5（個月）＝ 21,900×5
　　＝ 109,500 元。

二、 遺 屬 津 貼 ＝ 平 均 月 投 保 薪 資 ×30（ 個 月 ）＝
　　21,900×30 ＝ 657,000 元。

三、死亡給付＝喪葬津貼＋遺屬津貼＝ 109,500 ＋ 657,000
　　＝ 766,500 元。

　　身故勞工於勞保年金施行前已有勞保年資者，家屬依
規定可擇一領取遺屬津貼或遺屬年金；但遺屬若選擇領取
遺屬津貼，經勞保局核付後，不得再要求變更給付方式。

遺屬年金視身故勞工之勞保年資，計算給付金額

　　身故之勞工若於勞保年金施行後才開始參加勞保，家
屬依規定只能領取遺屬年金。遺屬年金之給付金額，按身
故勞工之勞保年資計算，每滿一年，發給其平均月投保薪
資之 1.55%，遺屬年金給付金額的計算公式如下：

遺屬年金給付金額＝平均月投保薪資 × 保險年資 ×1.55%

　　遺屬年金所稱的平均月投保薪資，以身故勞工參加勞
保期間最高六十個月之月投保薪資，平均計算後之金額為
給付標準。

　　若經上述公式計算後，遺屬年金之給付金額不足3,000元者，勞保局將以每月3,000元的金額發給給付。

　　本案例老王之家屬，也可選擇領取遺屬年金。除依規定按平均月投保薪資一次領取五個月的喪葬津貼外；老王參加勞保的年資有二十二年，可納入遺屬年金的計算公式，計算每月可領取的給付金額。家屬可以請領的死亡給付金額，計算如下：

一、喪葬津貼（一次領取）

　　＝平均月投保薪資（前六個月）×5（個月）

　　＝21,900×5＝109,500元。

二、遺屬年金給付金額（按月領取）

　　＝平均月投保薪資（最高六十個月）

　　　×22（個月）×1.55%

　　＝21,900×22×1.55%＝7,468元。

領取遺屬津貼或遺屬年金給付之順序

　　勞工死亡，遺有不同身分的家屬時，領取遺屬津貼或遺屬年金給付的順序如下：

　　第一順位：配偶及子女。

　　第二順位：父母。

　　第三順位：祖父母。

　　第四順位：（受被保險人扶養之）孫子女。

　　第五順位：（受被保險人扶養之）兄弟、姊妹。

　　當序受領遺屬年金給付或遺屬津貼者存在時，後順序之遺屬不得請領。例如：勞工身故當時，遺留有配偶或子女時，第二順位之勞工父母，即不得請領遺屬年金給付或遺屬津貼。

領取遺屬年金之家屬需具備的條件

　　依上述規定之各順位勞工家屬，尚需符合以下條件，始得領取遺屬年金給付：

第一順位：配偶及子女

一、配偶應符合以下兩項條件之一
　　1.配偶應年滿五十五歲且婚姻關係存續一年以上，但有下列情形之一者，則不受限制：
　　(1)無謀生能力。
　　(2)撫養有未成年、無謀生能力或二十五歲以下，在學，且每月工作收入未超過勞保投保薪資分級表第一級規定之子女。
　　2.配偶應年滿四十五歲且婚姻關係存續一年以上，且每月工作收入未超過勞保投保薪資分級表第一級。
二、子女應符合以下條件
　　子女應符合下列條件之一，但養子女須有收養關係六

個月以上：

1. 未成年。

2. 無謀生能力。

3. 二十五歲以下，在學，且每月工作收入未超過勞保
   投保薪資分級表第一級。

第二順位：父母

父母應年滿五十五歲，且每月工作收入未超過勞保投
保薪資分級表第一級。

第三順位：祖父母

祖父母應年滿五十五歲，且每月工作收入未超過勞保
投保薪資分級表第一級。

第四順位：孫子女

孫子女應受身故勞工扶養，且符合下列條件之一：

一、未成年。

二、無謀生能力。

三、二十五歲以下，在學，且每月工作收入未超過勞保
   保薪資分級表第一級。

第五順位：兄弟、姊妹

兄弟、姊妹應受身故勞工扶養，且符合下列條件之

一：

一、未成年。

二、無謀生能力。

三、年滿五十五歲，且每月工作收入未超過勞保投保薪資
分級表第一級。

無謀生能力的定義

上述所稱之無謀生能力，須符合以下條件：

一、符合法定重度以上身心障礙資格領有身心障礙手冊或
證明，且未實際從事工作或未參加國民年金保險以外
之相關社會保險者。

二、受禁治產（監護）宣告，尚未撤銷者。

停止發給遺屬年金給付之情況

遺屬年金之給付目的，是為提供身故勞工家屬或其
中經濟較弱勢者之生活協助。可是當受領年金給付之家
屬，本身之條件已有所改變，例如：配偶再婚；或受扶養
者已成年；或原無謀生能力或收入較低者，其經濟情況已
改善（每月之工作收入，已超過勞保投保薪資分級表第一
級），不符合規定之請領條件時，遺屬年金給付將停止發
給。

此外，當受領年金給付之家屬有以下之情形時，也將停止遺屬年金給付之發給：

一、入獄服刑、因案羈押或拘禁。

二、失蹤。

死亡給付同一順位受益人有二人以上時，應共同具領

若同一順序符合請領給付條件的受益人有二人以上時，喪葬津貼、遺屬津貼及遺屬年金給付，應由受益人共同具名領取，或協議由其中一人代表請領。未能達成協議時，勞保局會按總給付金額，平均發給各申請人。

若勞保局依規定發給遺屬給付後，尚有未具名之其他當序受益人時，應由具名領取之遺屬，負責分配給付給其他受益人。

選擇領取遺屬年金給付者，同一順序得領取給付之遺屬有二個人以上時，每多一人，可按依規定計算後之遺屬年金給付金額，加領25％之給付，但最多只加計至50％。

孫子女及兄弟、姐妹領取遺屬津貼，須專受勞工本人扶養

若勞工死亡時，無前三順位之受益人，則由第四順位之孫子女、或由第五順位之兄弟、姐妹提出死亡給付申請，但申請時必須證明他們本人無謀生能力且不能維持生

活，專賴該勞工本人生前扶養，才能申請遺屬津貼或遺屬年金給付，否則只能領取喪葬津貼。

其他可領取遺屬年金給付之規定
勞工於領取失能年金給付或老年年金給付期間死亡

領取失能年金給付（經認定為「終身無工作能力」者），或已辦理領取老年年金給付之勞工，離職退保後，若於領取失能年金給付或老年年金給付期間死亡，符合前述規定得領取遺屬年金給付之勞工遺屬，可有以下兩種選擇：

一、領取遺屬年金給付（按身故勞工之失能年金給付或老年年金給付標準計算後金額之半數發給）。

二、身故之勞工，若於九十八年一月一日前已有勞保年資，遺屬除可依前項規定請領遺屬年金給付外，家屬（此處所稱之家屬不受得領取遺屬年金給付的條件限制）也可選擇一次領取失能給付或老年給付，但須扣除身故勞工已領取年金給付總額之差額。

但家屬若決定選擇一次領取給付，經勞保局核付後，不得再變更領取方式。

**勞工離職退保時，勞保年資滿十五年，已成就老年
給付舊制之請領條件，於未領取老年給付前死亡**

　　勞工離職退保時，勞保年資滿十五年，已符合勞工
保險條例第五十八條第二項各款所定之條件（具備老年給
付舊制之請領條件），於未領取老年給付前死亡，符合前
述規定得領取遺屬年金給付之勞工遺屬，可有以下兩種選
擇：

一、領取遺屬年金給付。（按身故勞工之老年年金給付標
　　準計算後金額之半數發給）。

二、身故之勞工，若於九十八年一月一日前已有勞保年
　　資，遺屬除可依前項規定請領遺屬年金給付外，家屬
　　（此處所稱之家屬不受得領取遺屬年金給付的條件限
　　制）也可選擇一次領取老年給付。

　　但家屬若決定選擇一次領取給付，經勞保局核付後，
不得再變更領取方式。

**身故勞工未遺有法定受益人時，
由負責埋葬之人領取喪葬津貼**

　　若勞工死亡當時沒有前面規定五個順位之遺屬，或其
遺屬不符合請領遺屬年金給付或遺屬津貼之條件，由負責
為身故勞工辦理喪葬事宜，支出殯葬費之人，檢附喪葬費

用相關證明文件，按身故勞工之平均月投保薪資，申請十個月的喪葬津貼。

喪葬津貼可以分開請領

勞工死亡時，遺留的法定受益人中，若也具有勞保被保險人的資格，可以用不同的方式領取喪葬津貼，申請較高的死亡給付，相關規定可參考下一篇的案例及說明。

死亡給付的請領時效為二年

死亡給付可以請領的時限為二年，若超過二年的期間家屬未申請，就會喪失請領的資格。

公保的喪葬津貼和勞保的死亡給付可分別請領

勞工身故，法定受益人可以申請勞保的死亡給付，受益人中若有公務人員，投保公務人員保險，另外可以依照公務人員保險法的規定，申請喪葬津貼，兩者互為獨立不衝突。

本案例中老王的子女可申請勞保的死亡給付，其中女兒阿珠是公務人員，可以依公務人員保險法的規定領取公保的喪葬津貼，不會影響勞保死亡給付的領取金額。

5

家屬死亡給付：
勞工家屬身故之喪葬費用補助

小山的父親老周上個月往生，辦完喪事後全家聚在一起討論，關於父親的勞保死亡給付如何請領的問題。小山和弟弟小里都有勞保身份，小山勞保投保薪資為 38,200 元；弟弟小里勞保投保薪資為 42,000元。

老周參加勞保的年資共二十三年，前六個月的平均月投保薪資為：21,000 元。

勞工的父母、配偶或子女死亡時，可以領取喪葬津貼

若勞工的父母、配偶或子女死亡，依規定可以領取家屬死亡給付之喪葬津貼，作為辦理勞工家屬後事的喪葬費用補助。喪葬津貼給付的標準，因身故家屬的身分不同而有不同的補助金額：

勞工之親屬別	家屬喪葬津貼給付標準
勞工之父母死亡	三個月
勞工之配偶死亡	三個月
勞工年滿十二歲之子女死亡	二‧五個月
勞工未滿十二歲之子女死亡	一‧五個月

勞保家屬死亡給付中，所謂父母、子女之定義

　　勞保家屬死亡給付中所稱之父母，包括以下範圍：

一、生身父母。

二、養父母。

　　勞保家屬死亡給付中所稱之子女，包括以下範圍：

一、婚生子女。

二、已依法收養並於死亡之日止已辦妥戶籍登記滿六個月
　　之養子女。

非生身父母或養父母死亡，不能申請喪葬津貼

　　勞工家屬死亡給付中所稱的父母，包含生身父母及養
父母，但不包括婚姻關係中的岳父、岳母或公公、婆婆。
所以若岳父、岳母或公公、婆婆死亡，勞工本人不能請領
喪葬津貼。

養子女不能申請生身父母之死亡給付

已被養父母收養並完成收養手續之養子女，若收養之戶籍登記滿六個月以上，可以申請養父母的死亡給付，但不能再回過頭申請自己生身父母之死亡給付。

父母、兄弟姐妹或子女同為勞保被保險人，可擇一代表領取喪葬津貼

若勞工的親屬死亡時，依規定可以領取喪葬津貼的勞保被保險人有二個人以上時，可以由投保薪資最高者代表領取較高的喪葬津貼，但以一人請領為限。因為依照勞工保險條例的規定，同一種保險給付，不得因同一事故而重複請領。

勞工本人死亡可領取五個月的喪葬津貼，勞工之父母死亡可領取三個月的喪葬津貼，乍看之下五個月的給付似乎高於三個月，但喪葬津貼的計算另外要參考的因素是被保險人的平均月投保薪資，家屬可以先經過試算後再決定如何領取給付。

本案例的老周死亡，家屬可以領取的死亡給付，分為喪葬津貼及遺屬津貼（或選擇領取遺屬年金給付）。因為老周的勞保年資有二十三年，平均月投保薪資為 21,000 元

（前六個月），家屬若決定請領遺屬津貼，可以領取三十個月的給付，計算方法如下：

遺屬津貼：平均月投保薪資 ×30（個月）

　　　　＝ 21,000×30 ＝ 630,000 元。

　　另外喪葬津貼可以選擇由以下兩種方案，擇一領取，計算方法如下：

【A 方案】以老周為被保險人本人申請喪葬津貼

喪葬津貼：平均月投保薪資 ×5（個月）

　　　　＝ 21,000×5 ＝ 105,000 元。

死亡給付：遺屬津貼＋喪葬津貼

　　　　＝ 630,000 ＋ 105,000 ＝ 735,000 元。

【B 方案】因為兒子小山的平均投保薪資比小里的低，故以
　　　　　兒子小里為被保險人家屬申請老周的喪葬津貼

喪葬津貼：平均月投保薪資 ×3（個月）

　　　　＝ 42,000×3 ＝ 126,000 元。

死亡給付：遺屬津貼＋喪葬津貼

　　　　＝ 630,000 ＋ 126,000 ＝ 756,000 元。

　　B 方案領取的給付高於 A 方案，所以老周的家屬若選擇用 B 方案領取死亡給付，可以獲得較高的勞保給付。

新生兒出生後才死亡，可申請的給付及應提供之證明

新生嬰兒若出生後不久即死亡，可由母親（須具有勞保被保險人身分）提出出生證明書，領取生育給付，再提出死亡證明書領取一·五個月的喪葬津貼。

家屬死亡之喪葬津貼請領時效為二年

家屬死亡之喪葬津貼可以請領的時限為二年，若超過二年的期間未申請，就會喪失請領的資格。

6

老年給付：
申請前要精打細算才能老來富

老江今年六十歲，參加勞保已經二十五年，最近一直有退休的念頭，但是又擔心退休後存的錢到底夠不夠用？好朋友勸他再工作個幾年，勞保的退休金會領的比較多，老江也不知道退休金怎麼領！　。
老江參加勞保的年資共二十五年（勞保年金施行前已參加過勞保），前三年及最高六十個月的平均月投保薪資皆為：43,900 元。

老年給付是每位勞工都期待可以領到的勞保給付

如果沒有任何意外，繳了一輩子的勞保保費，每位勞工都希望當退休的時候，可以領一筆錢回來，這筆錢就是老年給付。領取老年給付時，通常意謂勞工可能不再工作，這筆給付是未來退休生活的基金之一，怎麼樣可以領的更多，勞工可要精打細算一番！

勞保老年給付分為新、舊制，有不同的給付規定

　　勞工保險年金制度修正案，將老年給付區分為新制及舊制，並因此衍生成三種不同的領取給付方式。以九十八年一月一日勞保年金制度施行日為基準日作為區分，勞保年金施行前曾參加勞保有保險年資者，具有選擇以舊制或新制領取老年給付的權利；勞保年金施行後才參加勞保者，只能以新制之規定領取老年給付。

勞保老年給付之種類	老年給付舊制	老年給付新制
給付方式	一次給付	一次金給付 年金給付

欲以舊制領取老年給付，勞工應具備的條件

　　於勞保年金施行（九十八年一月一日起）前，曾參加勞保已有保險年資之勞工，才具有選擇以舊制之規定一次領取老年給付的權利。依舊制之規定，欲領取老年給付之勞工，年齡及勞保年資要先符合以下請領條件：

一、參加勞保之年資合計滿一年，年滿六十歲退職的男性勞工或年滿五十五歲退職的女性勞工。

二、參加勞保之年資合計滿十五年，年滿五十五歲退職的勞工。

三、在同一投保單位參加勞保之年資合計滿二十五年退職
　　的勞工。

四、參加勞保之年資合計滿二十五年，年滿五十歲退職的
　　勞工。

五、擔任經中央主管機關核定具有危險、堅強體力等特殊
　　性質之工作合計滿五年，年滿五十五歲退職的勞工。

　　勞工只要符合上述任一條件，即可向勞保局提出給付
申請。

老年給付舊制，一次給付的領取金額

　　勞工若具備上述之領取老年給付舊制的條件，可依下
列之規定，自行試算可領取一次給付的金額：

一、勞保年資合計前十五年的部分，每滿一年，發給一個
　　月平均月投保薪資的老年給付。

二、勞保年資合計超過十五年的部分，每滿一年，發給二
　　個月平均月投保薪資的老年給付。

三、勞工若在六十歲以前辦理退職，最高發給四十五個月
　　平均月投保薪資的老年給付。

四、勞工若在六十歲以後仍繼續工作並參加勞保，六十歲
　　以後的勞保年資，最多以五年計算。合併六十歲以前
　　的年資辦理退職，最高發給五十個月平均月投保薪資
　　的老年給付。

五、勞保年資未滿一年的部分，依其實際月數按比例計
　　算。

六、勞保年資不論中間是否有中斷，或中斷多久，都可以
　　合併計算。

　　老年給付舊制之一次給付，先以勞工參加勞保的年
資，計算給付月數；再按勞工之平均月投保薪資，計算取
給付之金額。一次給付的金額計算公式如下：

老年給付舊制之一次給付金額
＝平均月投保薪資 × 給付月數

　　老年給付舊制之一次給付所稱的平均月投保薪資，以
勞工退職之當月起，前三年之實際月投保薪資，平均計算
後之金額為給付標準。

　　本案例的老江於勞保年金施行前已有勞保年資，年齡
及勞保年資也都符合舊制之領取老年給付的條件，前三年
的平均月投保薪資為 43,900 元，可以一次請領的老年給付
金額，計算如下：

一、老江的勞保年資二十五年，可以領取的老年給付月數
　　為 35 個月（＝ 15×1 ＋ 10×2）。

二、老江可以一次領取的老年給付金額為 1,536,500 元
　　（＝ 43,900×35）。

　　於勞保年金施行前已有勞保年資之勞工，依規定有選

擇依舊制或新制請領老年給付的權利；但若選擇一次領取老年給付，經勞保局核付後，不得再要求變更給付方式。

計算老年給付舊制之平均月投保薪資，以退職前三年計算

勞保給付金額的計算，大多以前六個月或最高六十個月的勞保投薪資為基礎計算平均月投保薪資，再計算給付的金額。但是老年給付是以退職前三年的勞保投薪資為基礎計算平均月投保薪資，列入計算的期間，規定較為特別，值得勞工好好注意。

欲以新制領取老年給付，勞工應具備的條件

勞工若於勞保年金施行後才開始參加勞保，依規定只能以新制之規定領取老年給付。依新制之規定，欲領取老年給付，勞工需年滿六十歲（民國一百零七年以前），再視所累積的勞保年資是否滿十五年，決定領取老年給付的方式：

一、參加勞保之年資合計滿十五年者，領取老年年金給付。

二、參加勞保之年資合計未滿十五年者，領取老年一次金給付。

老年給付新制之請領年齡，於民國一百零七年後調高

　　勞保年金制度實施的前十年，勞工欲依新制規定提出老年給付的申請，需年滿六十歲；勞保年金制度實施後的第十年起（民國一百零七年），請領給付的年齡提高一歲至六十一歲，其後每二年再提高一歲，至六十五歲為止：

勞保年金制度實施期間	新制之老年給付請領年齡
98 至 106 年	60 歲
107 至 108 年	61 歲
109 至 110 年	62 歲
111 年至 112 年	63 歲
113 年至 114 年	64 歲
115 年以後	65 歲

老年給付新制，一次金給付的領取金額

　　勞保年金施行前曾參加勞保已有保險年資之勞工，或是勞保年金施行後才開始參加勞保之勞工，若成就新制老年一次金給付之請領條件，皆可用新制一次金的給付規定領取老年給付。

　　舊制一次給付和新制一次金給付的計算公式相同，兩者最大的差別，是新制採用的平均月投保薪資，以退職勞

工參加勞保期間最高六十個月之月投保薪資，平均計算後
之金額為給付標準。因此符合兩種領取條件之勞工，欲申
請老年給付前，可先了解退職前三年或參加勞保期間最高
六十個月之平均月投保薪資，何者較高，再找出對自己最
有利的領取給付方式。

老年給付新制，年金給付的領取金額

　　勞保年金施行後才參加勞保的勞工，只能依新制的規
定領取老年給付。年齡滿六十歲（民國 107 年以前），勞
保年資合計滿十五年以上之勞工，可依以下兩種計算公式
（A 式或 B 式），擇一領取老年年金給付：

【A 式】老年年金給付金額
　　　　＝平均月投保薪資 × 保險年資 ×0.775％＋ 3,000
【B 式】老年年金給付金額
　　　　＝平均月投保薪資 × 保險年資 ×1.55％

　　老年年金所稱的平均月投保薪資，以退職勞工參加勞
保期間最高六十個月之月投保薪資，平均計算後之金額為
給付標準。

　　老年年金給付的計算規定中，並無保險年資的上限，
勞工參加勞保的期間越長，每月可領取的年金金額越高；
年金給付的領取期間也無上限之規定，勞工活的越久，領

取的年金給付越多。

本案例的老江，年齡及勞保年資皆符合領取新制老年年金給付的條件，參加勞保期間最高六十個月之平均月投保薪資為 43,900 元，因此老江可以請領的老年年金給付金額，計算如下：

【A式】老年年金給付金額

$$= 43,900 \times 25 \times 0.775\% + 3,000 = 11,506 \text{ 元}$$

【B式】老年年金給付金額

$$= 43,900 \times 25 \times 1.55\% = 17,011 \text{ 元}$$

老江若選擇以較高的 B 式領取老年年金，退職後每月可領取 17,011 元的給付。勞工可依自己的條件，綜合判斷如何領取老年給付對自己最有利。

老年年金給付之減額年金

依老年給付新制的規定，年齡滿六十歲（民國一百零七年以前），勞保年資合計滿十五年以上之勞工，才能領取老年年金給付。若勞工參加勞保的年資已滿十五年，希望在規定的退職年齡前，提早領取年金給付，可以依減額年金的規定，提前請領給付。

勞工每提前一年退職，老年年金的給付金額會減給 4％，但最多以提前五年退職為限，年金給付金額最多減給 20％：

請領老年年金給付年齡	領取老年年金比率
60 歲（以民國 107 年以前為例）	100％
59 歲（提前 1 年）	96％
58 歲（提前 2 年）	92％
57 歲（提前 3 年）	88％
56 歲（提前 4 年）	84％
55 歲（提前 5 年）	80％

老年年金給付之展延年金

　　已符合新制老年年金領取條件之勞工，若希望在規定的退職年齡以後，繼續工作參加勞保，延後領取年金給付，可以依展延年金的規定，延後請領給付。

　　勞工每延後一年退職，老年年金的給付金額會增給 4％，但最多以延後五年退職為限，年金給付金額最多增給 20％：

請領老年年金給付年齡	領取老年年金比率
60 歲（以民國 107 年以前為例）	100％
61 歲（延後 1 年）	104％
62 歲（延後 2 年）	108％
63 歲（延後 3 年）	112％
64 歲（延後 4 年）	116％
65 歲（延後 5 年）	120％

勞工年滿六十五歲，併計國民年金保險之年資滿十五年者，也有領取老年年金給付的機會

勞工年滿六十五歲，惟參加勞保的年資合計未滿十五年，尚不具備老年年金的請領條件。但是勞工若也有國民年金保險年資，且於併計勞保及國民年金保險之年資後，合計滿十五年，勞工也可申請以年金給付的方式領取勞保之老年給付。

但勞保老年年金之給付金額，仍以勞工實際參加勞保之年資為計算標準；另外參加國民年金保險之年資，則依照國民年金保險老年年金之給付標準，計算給付金額，再由勞保局合併發給給付。

勞工於領取老年年金給付期間死亡，遺屬可領取之給付

依新制規定已辦理領取老年年金給付之勞工，離職退保後，若於領取給付期間死亡，符合得領取遺屬年金給付規定之勞工家屬（請參考第四篇之內容），可有以下兩種選擇：

一、領取遺屬年金給付（按身故勞工之老年年金給付標準計算後金額之半數發給）。

二、身故之勞工，若於九十八年一月一日前已有勞保年

資，遺屬除可依前項規定請領遺屬年金給付外，家屬
（此處所稱之家屬不受得領取遺屬年金給付的條件限
制）也可選擇一次領取老年給付，但需扣除身故勞工
已領取年金給付總額之差額。

但家屬若決定選擇一次領取給付，經勞保局核付後，
不得再變更領取方式。

申請前先了解自己的年資狀態及投保薪資

勞工若想先了解自己的勞保年資有多久？是否符合領
取老年給付的條件？或是想試算可以領取老年給付的金額
是多少？可以帶身分證和印章，到勞保局各地的辦事處，
查詢過去參加勞保的所有資料，可以自己研究，也可以請
勞保局的員工協助計算，了解於何時或如何領取老年給付
最划算。

老年給付請領時效二年的限制已取消

九十七年七月十七日勞工保險條例修法前，原本規定
老年給付可以請領的時限為二年，若退職超過二年的期間
未申請，就會喪失請領的資格，之後必須再投入職場並參
加勞保，再辦理退職才可以提出申請。

但九十七年七月十七日通過之勞工保險條例部分條文

修正案，已取消老年給付關於請領時效的限制。

領完老年給付後，
勞工再就業只能參加勞保的職業災害保險

勞工退職領取老年給付之後，如果有再就業的意願和能力，當然可以繼續工作。但是領取完老年給付後，勞工不能再參加勞保的普通事故保險，不用繳納這部分的保費，當然也不能領取普通事故保險的相關給付。但是勞工可以參加勞保的職業災害保險，享有職業災害保險相關給付的保障。

唯有年輕的你，才能照顧年老的你！

台灣的平均壽命逐年延長，已經接近八十歲，勞工退休金條例為因應這個趨勢，把退休年齡也延後至六十歲，勞工退休後大約有二十年的歲月要度過，但是人口老化的問題日趨嚴重，未來的年輕人可能無力奉養長輩。九十四年勞保的老年給付，平均每件金額約 96 萬 5 千元，要支付二十年的退休生活，可能要非常節儉，如果年輕時沒有其他的規劃，長壽可能變成一種懲罰。

勞工年輕時可加強理財投資規劃或年金保險，解決退休後安養費用的擔憂。

第三章

勞工保險：職業災害保險給付

勞工保險的第二類給付，為職業災害保險給付，
分為醫療、傷病、失能、死亡四種。

勞工因執行職務而致傷害，或因所從事的工作而
罹患職業病，可以申請職業災害的勞保給付，而
職業災害的給付內容，比普通事故的給付金額更
高或時間更長。

民國九十一年四月二十八日職業災害勞工保護法
施行後，讓勞工發生職業傷害或罹患職業病時，
保障更完整，連未參加勞保的勞工，都能納入保
障，勞工要了解相關的規定，才能保障自己的權
利。

1

醫療給付：
職業傷病用勞保就醫比健保更省錢

小張工作時因地上濕滑，滑倒受傷住院，拿健保卡辦理住院手續，出院時付了 3 萬元的醫療費用。三個月後，一位朋友告訴他，你當初住院應該用勞保身分住院才對。小張回答：已經三個月，過去就算了！

職業傷病勞工應以勞保身分就醫

健保開辦以前，勞工都是以勞保身分看病，健保實施之後，原來勞保普通事故的醫療給付業務改由健保局辦理，勞工才改成帶健保卡就醫。但是勞工若發生職業傷害或職業病（以下簡稱職業傷病）時，應該用「勞保」身分而非以「健保」身分就醫，因為兩者負擔的醫療費用不同。

勞保職業災害醫療給付的範圍

勞工若有以下情況，才能被認定屬於職業傷病，以勞保身分就醫享有職業災害的醫療給付：

一、因執行職務而致傷害者。

二、因從事的工作屬於勞保職業病種類表規定適用職業範
　　圍，而罹患職業病者。

三、於上、下班途中發生事故造成傷害，視為職業傷害
　　者。

發生職業傷病的勞工就診時，
應先向醫療機構聲明以勞保身分就醫

　　勞工若發生職業傷病門診或住院，應攜帶「勞工保險
職業傷病門診單或住院申請書」、或向醫療機構聲明以勞
保身分就醫。

　　若為門診治療，一份勞保職業傷病門診單最多可使用
六次；若需要住院治療，可享有以下醫療費用的優惠：

一、免繳原健保規定應自付的部分負擔。

二、住院三十日內享有普通膳食費用減半的優惠。

勞工保險職業傷病門診單或住院申請書如何索取

　　勞工保險職業傷病門診單或住院申請書，可向投保單
位索取，若雇主不願意提供或已無表格，勞工可自行向勞
保局的各地辦事處申請，各辦事處在查明事實後，會發給
勞工適用的表單。

職業傷病勞工若先以健保身分就醫，如何辦理核退

若職業傷病勞工就醫當時，並未向醫療機構聲明以勞保身分就醫，可以在就醫七天內，補齊相關的文件及已繳交的醫療費用收據，直接向醫療機構辦理退費。

職業傷病勞工若先以健保身分就醫，也超過七天向醫療機構辦理退費的時間，之後可在門診、急診治療當日或出院之日起的六個月內，持當時醫療機構開立的醫療收據及相關文件，向勞保局申請自墊醫療費用的核退。若屬特殊情況，申請核退的期間可延長至二年。

本案例的小張，若確定三個月前是因為職業傷害住院，雖然已經過了三個月，但還是在六個月的核退期間內，小張可檢具醫療收據及相關文件，向勞保局辦理核退。

緊急就醫的醫療機構非健保特約的醫療機構，自墊醫療費用如何申請核退

職業傷病勞工因情況緊急或因假日，無法前往健保特約的醫療機構就醫，就近在非健保特約的醫療機構治療，勞工必須先自行繳納醫療費用。

在門診、急診治療當日或出院之日起的六個月內，勞工可檢具醫療費用收據及相關的文件，向勞保局申請自墊醫療費用的核退。

在國外或大陸地區緊急就醫，
自墊醫療費用如何申請核退

　　勞工因工作出差到國外或大陸地區，因職業傷病緊急就醫，必須在當地的醫療機構治療並自付醫療費用。之後在門診、急診治療當日或出院之日起的六個月內，可檢具自墊醫療費用收據及相關的文件，向勞保局申請自墊醫療費用的核退，辦理時要注意以下兩個問題：

一、若無法於上述規定的六個月內回國，可郵寄相關資料，由家屬協助辦理費用核退。

二、在大陸或國外地區，因為醫療費用的收費標準和台灣不同，自付醫療費用不一定都能全部獲得核退，必須以健保局公布的國外就醫醫療費用的標準為限。

勞保身分就醫享醫療費用優惠，非醫療費用免費！

　　發生職業傷病勞工，以勞保身分住院治療可享醫療費用的優惠，但是病房費差額、特殊藥品或特殊材料等健保不給付的項目、看護費用等可能發生的醫療費用，仍然要由勞工或其家屬自行負擔。

　　勞工可加強商業保險中的醫療保險及看護保險，解決發生傷病支出醫療費用的擔憂。

2

傷病給付：職業傷病治療期間的薪水津貼

新竹廠下午安裝機器，阿男協助安裝時，不小心由高處掉落，緊急送醫住院二百天後出院，回家後持續到醫院復健九十天才恢復上班。阿男聽同事說，可以申請勞保傷病給付，但阿男不知道可以申請多久？

阿男參加勞保的年資共六年，前六個月的平均月投保薪資為：36,300 元。

勞保職業災害傷病給付的請領條件

勞工若因職業傷病進行住院及治療，治療期間不能工作，收入可能因而中斷。勞保提供勞工這段期間薪資損失的部分補償，給付項目稱為職業災害傷病給付，但有以下條件限制：

一、傷病給付期間為勞工因職業傷病的治療期間。

二、治療期間不能工作，勞工因此未能取得原有薪資才能申請。

職業傷病治療期間的定義

勞工因職業傷病進行治療期間，可申請勞保職業災害傷病給付，而所謂「治療期間」，包含以下兩種期間：
一、住院治療期間。
二、各相關專科視被保險人之傷病情況評斷採不同治療方式（包括復健治療、藥務治療等）之門、住診等醫療行為期間。

從治療不能工作的第四天，開始申請給付

勞工因職業傷病進行治療，治療期間若未超過三天，還不能提出傷病給付的申請。勞工若仍持續進行治療，不能工作且未取得原有薪資，從第四天開始，才能請領傷病給付作為薪資損失的補償。

職業災害傷病給付按日計算，
第一年給付平均日投保薪資的 70%

勞保傷病給付，依勞工實際的治療天數，扣除前三天不給付，再計算發給傷病給付的金額。

勞工治療前六個月的平均月投保薪資，為計算傷病給付的基礎，因為傷病給付是按日給付，所以平均月投保薪

資要再換算成平均日投保薪資，職業災害的傷病給付，第一年的給付標準，為平均日投保薪資的 70％。本案例阿男的職業災害傷病給付申請金額，依以下步驟計算：

一、住院二百天，加上復健治療 90 天，扣掉前 3 天不給付，可以申請給付的天數為 287 天（＝ 200 ＋ 90 － 3）。

二、治療前六個月的平均月投保薪資為 36,300 元，平均日投保薪資為 1,210 元（＝ 36,300÷30），平均日投保薪資的 70％為 847 元（＝ 1,210×70％）。

三、阿男可以申請的職業災害傷病給付金額為 243,089 元（＝ 287×847）。

職業災害傷病給付日數若超過一年，
第二年給付平均日投保薪資的 50％

勞工因職業傷病進行治療，期間若超過一年尚未痊癒，從第二年開始，職業災害傷病給付的計算標準，由第一年平均日投保薪資的 70％降為 50％，再給付的期間最長以一年為限。

職業災害的傷病給付期間，和勞保年資無關

職業災害傷病給付期間，和勞工參加勞保的年資無關，給付日數視實際的治療期間而定，最長給付期間二年。

職業傷病治療期間勞工若取得原有薪資或報酬，不能請領傷病給付

如果勞工職業傷病治療期間，仍然能繼續工作，或是雇主願意支付原有的薪資，勞工就不能向勞保局提出傷病給付的申請。必須在勞工治療期間不能工作，沒有拿到原有薪資或報酬，才能申請傷病給付。

雇主先行墊付傷病給付者，要提出證明申請歸墊

有些雇主為照顧職業傷病治療期間的員工，願意先幫勞保局墊付傷病給付的金額，勞工申請傷病給付時，要提出雇主的「傷病給付墊付證明書」，說明墊付的期間及墊付的金額。經審核無誤後，勞保局會將雇主先行墊付的金額歸還雇主，稱為歸墊。

傷病給付每滿半個月，可以提出一次給付申請

勞工若住院及治療的時間較長，每超過十五天，可以申請一次傷病給付；也可以等治療結束後，再一次提出全部傷病給付的申請。

傷病給付的請領時效為二年

　　職業災害傷病給付可以請領的時限為二年，若超過二年的期間未申請，就會喪失請領的資格。

傷病給付打折，生活費用不打折！

　　普通事故的傷病給付為投保薪資的 50％，給付時間最長為一年；職業災害的傷病給付分別為第一年投保薪資的 70％及第二年投保薪資的 50％，但是這段期間勞工原來要支付的房貸、車貸、生活費用並不能跟著打折，而且還要負擔額外增加的醫療費用。

　　勞工可加強商業保險中的醫療保險及失能保險，解決收入中斷的擔憂。

3

失能給付：
因職業傷病造成的失能多領 50%

秀秀開車拜訪客戶途中，因為車禍被碎玻璃刺傷臉部，治療一年後臉部留下幾個明顯疤痕，即使用化妝品掩飾，仍非常明顯。一天有位好久不見的朋友遇到她，拿尺在秀秀臉上量了一下說：妳可以申請勞保失能給付！

秀秀參加勞保的年資共六年，前六個月的平均月投保薪資為：42,000 元。

勞保職業災害失能給付的請領條件

勞工若遭遇職業傷病造成失能，申請職業災害失能給付的認定程序和普通事故失能給付相同：經特約醫院診斷為永久失能，並符合勞保失能給付標準之規定者，可申請一次領取失能給付（失能補償費）；經評估為「終身無工作能力」者，可請領失能年金給付。

雖然職業災害失能給付和普通事故失能給付的申請程序相同，但勞保局核付職業災害失能一金或失能年金之金

額，皆高於普通事故的保險給付。

勞保職業災害失能一次金給付金額，
依規定之給付標準增給 50%

勞保職業災害的失能一次金給付，以失能勞工審定的失能等級，按其平均月投保薪資，依規定之給付標準，增給 50%（下表所定的給付日數），請領失能給付。失能一次金給付金額的計算公式如下：

失能一次金給付金額＝平均日投保薪資 × 給付日數

失能一次金所稱的平均月投保薪資，以失能勞工診斷失能之當月起，前六個月之實際月投保薪資，平均計算後之金額為給付標準。

勞工因傷病致頭部、顏面部或頸部遺留有顯著醜形，經醫師診斷為失能者，男性勞工可申請第十級失能給付；但女性勞工可升等申請第八級失能給付。

本案例之秀秀，因在工作中發生事故，若經醫師診斷並開具失能診斷書，可向勞保局提出給付申請。經勞保局核定後係屬第 8 等級之失能，可以獲得 540 日的失能一次金給付，其給付金額依下列步驟計算：

一、秀秀認定失能前六個月的平均月投保薪資為 42,000 元，平均日投保薪資為 1,400 元（＝ 42,000÷30）。

二、秀秀可以申請的職業災害失能一次金給付金額為：

失能一次金給付金額 ＝ 1,400 × 540 ＝ 756,000 元。

失能等級	職業傷病失能補償費給付標準
一	1,800 日
二	1,500 日
三	1,260 日
四	1,110 日
五	960 日
六	810 日
七	660 日
八	540 日
九	420 日
十	330 日
十一	240 日
十二	150 日
十三	90 日
十四	60 日
十五	45 日

勞保職業災害失能年金的給付金額計算

勞保職業災害的失能年金給付，除依失能勞工之勞保年資計算，每滿一年，發給其平均月投保薪資之 1.55％外，另按其平均月投保薪資，一次發給二十個月職業傷病

失能補償一次金，給付金額的計算公式如下：

失能年金給付金額（月）

＝平均月投保薪資 × 保險年資 ×1.55%

職業傷病失能補償一次金給付金額＝平均月投保薪資 × 20

失能年金所稱的平均月投保薪資，以失能勞工參加勞保期間最高六十個月之月投保薪資，平均計算後之金額為給付標準。

失能程度加重，可申請發給差額

勞工原來已依規定領取失能給付，若再因傷害或疾病致同一部位的失能程度加重或不同部位發生失能，可以依照新的失能診斷書，以其加重後的失能等級，申請失能給付，但要扣除之前原已領取的給付。

二項目以上的失能，失能等級可升級

勞工經審定的失能項目，若同時有失能給付標準表二個以上的項目，可依以下的規定升級，領取較高的失能給付：

勞工審定失能的情況	失能給付升級規定
勞工之失能等級，同時符合第十四等級至第一等級間任何二項目以上	以其原二（或以上）項目最高失能等級再升一等級
勞工之失能等級，同時符合第八等級至第一等級間任何二項目以上	以其原二（或以上）項目最高失能等級再升二等級
勞工之失能等級，同時符合第五等級至第一等級間任何二項目以上	以其原二（或以上）項目最高失能等級再升三等級

　　二項目以上的失能等級升級，升級後最高以第一等級為限。

評估為終身無工作能力者，勞保局將逕予退保

　　欲領取失能年金給付之勞工，需經評估為「終身無工作能力」，所謂終身無工作能力，屬於失能給付標準的前三個失能等級，除失能程度較嚴重外，也表示勞工已喪失工作的能力。

　　因此若經勞保局評估為「終身無工作能力」，勞工於請領失能年金給付後，勞保局將依勞工保險條例之規定逕予退保。

職業災害失能給付的請領時效為二年

職業災害失能給付可以請領的時限為二年，若經醫師認定失能後，超過二年的期間未申請，就喪失請領的資格。

職業災害失能給付，僅提供基本的保障！

勞保職業災害第一等級的失能一次金給付為一千八百日，約為六十個月的薪資，但根據勞工安衛研究所一份十五年的追蹤研究發現，第一級殘障的預期壽命約為一百五十八個月（加減十一‧三個月），顯示勞保職業災害的失能給付提供的僅是基本的保障。

勞工可加強商業保險中的失能保險及殘扶金的給付，解決殘障照護費用的擔憂，彌補勞保失能給付的不足。

4

死亡給付：
因職業傷病死亡領取之給付更高

阿燦到工廠參觀檢查生產流程，走到一台正在維修的機器旁，突然一組機具掉落，正好打到阿燦的頭，頓時血流如注，送到醫院前已不治死亡。阿燦的太太去年車禍身故，家中剩下兩歲的兒子和傷心的父母。

阿燦參加勞保的年資共一年（勞保年金施行前已參加過勞保），前六個月及最高六十個月的平均月投保薪資皆為：28,800 元。

勞工因職業傷病死亡，
不論年資長短一律給付四十個月遺屬津貼

　　勞工因職業傷病而致死亡，申請職業災害死亡給付，給付項目和普通事故之保險給付相同。身故之勞工若於勞保年金施行前曾參加勞保已有保險年資，家屬依規定可擇一領取遺屬津貼或遺屬年金。家屬若選擇一次請領遺屬津貼，不論身故勞工參加勞保的年資多久，都依照身故勞工

之平均月投保薪資，給付四十個月的遺屬津貼。職業災害保險遺屬津貼給付金額的計算公式如下：

遺屬津貼給付金額＝平均月投保薪資 ×40

職業災害保險遺屬津貼給付所稱的平均月投保薪資，以身故勞工死亡之當月起，前六個月之實際月投保薪資，平均計算後之金額為給付標準。

職業災害保險死亡給付的內容	給付的標準 （選擇遺屬津貼給付）
喪葬津貼	5 個月
遺屬津貼	40 個月

本案例之阿燦於勞保年金施行前已有勞保年資，雖然參加勞保的年資只有一年，但是因為是在工作中受傷死亡，屬於職業災害事故，家屬若選擇領取遺屬津貼，依規定可按阿燦的平均月投保薪資，申請四十個月遺屬津貼及五個月的葬津貼，家屬可以請領的死亡給付金額，計算如下：

一、喪葬津貼＝平均月投保薪資 ×5（個月）＝ 28,800×5 ＝ 144,000 元。

二、遺屬津貼＝平均月投保薪資 ×40（個月）＝ 28,800×40 ＝ 1,152,000 元。

三、死亡給付＝喪葬津貼＋遺屬津貼

　　　　　＝ 144,000 ＋ 1,152,000 ＝ 1,296,000 元 。

　　身故勞工於勞保年金施行前已有勞保年資者，家屬依規定可擇一領取遺屬津貼或遺屬年金；但遺屬若選擇領取遺屬津貼，經勞保局核付後，不得再要求變更給付方式。

勞保職業災害失能年金的給付金額計算

　　身故之勞工若於勞保年金施行後才開始參加勞保，家屬依規定只能領取遺屬年金。勞工若因職業災害而致死亡，家屬除可依身故勞工之勞保年資計算，每滿一年，請領其平均月投保薪資 1.55％之遺屬年金給付外，另可按其平均月投保薪資，一次請領十個月職業災害死亡補償一次金。死亡給付金額的計算公式如下：

喪葬津貼給付金額 ＝ 平均月投保薪資 ×5

遺屬年金給付金額＝平均月投保薪資 × 保險年資 ×1.55％

職業災害死亡補償一次金給付金額＝平均月投保薪資 ×10

　　喪葬津貼及職業災害死亡補償一次金給付所稱的平均月投保薪資，以身故勞工死亡之當月起，前六個月之實際月投保薪資，平均計算後之金額為給付標準；遺屬年金所稱的平均月投保薪資，以身故勞工參加勞保期間最高六十個月之月投保薪資，平均計算後之金額為給付標準。

　　若經上述公式計算後，遺屬年金之給付金額不足

3,000 元者，勞保局將以每月 3,000 元的金額發給給付。

　　本案例阿燦之家屬，也可選擇領取遺屬年金。除依規定按平均月投保薪資（前六個月）一次領取五個月的喪葬津貼及十個月職業災害死亡補償一次金外；阿燦參加勞保的年資為一年，可納入遺屬年金的計算公式，計算每月可領取的給付金額。家屬可以請領的死亡給付金額，計算如下：

一、喪葬津貼（一次領取）＝平均月投保薪資（前六個月）×5（個月）＝ 28,800×5 ＝ 144,000 元。

二、職業災害死亡補償（一次領取）
　　＝平均月投保薪資（前六個月）×10（個月）
　　＝ 28,800×10 ＝ 288,000 元。

三、遺屬年金給付金額（按月領取）＝平均月投保薪資（最高六十個月）×1（個月）×1.55％
　　＝ 28,800×1×1.55％ ＝ 446 元。

　　經上述公式計算後，遺屬年金之給付金額為 446 元，不足 3,000 元，勞保局將以每月 3,000 元的金額發給遺屬年金給付。

職業災害勞工家屬領取遺屬津貼或遺屬年金給付之順序

　　勞工因職業傷病而致死亡，遺有不同身分的家屬時，領取遺屬津貼或遺屬年金給付的順序如下：

第一順位：配偶及子女。

第二順位：父母。

第三順位：祖父母。

第四順位：（受被保險人扶養之）孫子女。

第五順位：（受被保險人扶養之）兄弟、姊妹。

當序受領遺屬年金給付或遺屬津貼者存在時，後順序之遺屬不得請領。

監護人之規定及其順序

如果可以請領給付的子女皆未成年，而其父母因為死亡或其他原因無法行使或負擔未成年子女之權利義務，就要依以下順序設定監護人，並辦理監護之登記：

第一順位：與未成年人同居之祖父、母。

第二順位：與未成年人同居之兄姊。

第三順位：不與未成年人同居之祖父、母。

死亡給付受益人未成年，由監護人協助領取

可以申請死亡給付之受益人若未成年，要申請給付時，依規定應填報監護人身分資料並副署蓋章。

本案例阿燦的太太已去世，兩歲的兒子成為第一順位的死亡給付受益人。因為兩歲屬於未成年人，所以死亡給

付之請領，就由監護人祖父、母代為辦理。

因職業災害死亡之勞工家屬，
另可請求雇主給予職業災害死亡補償

依照勞動基準法的規定，勞工遭遇職業災害死亡時，雇主要給予勞工五個月平均工資的喪葬費及遺屬四十個月平均工資的死亡補償。

有固定雇主的勞工，勞保職業災害保險的保險費，是由雇主全額負擔，所以因職業災害死亡的勞工，家屬申請勞保職業災害死亡給付的金額，雇主可以主張抵充勞動基準法規定的喪葬費及死亡補償的雇主責任。

有固定雇主但未參加勞保的勞工，
因職業災害死亡仍可申請給付

有固定雇主的勞工，因為某些原因未參加勞保，若因為遭遇職業災害而致死亡，即使未參加勞保，家屬仍然可以依照職業災害勞工保護法的規定，向勞保局申請職業災害死亡給付。

勞保局在查明事實後，會以當時的勞保最低投保薪資為基礎計算，發給家屬職業災害死亡給付。

職業災害死亡給付的請領時效為二年

職業災害死亡給付可以請領的時限為二年，若超過二年的期間家屬未申請，就會喪失請領的資格。

死亡給付金額，可能無法照顧遺屬！

死亡給付分為喪葬津貼、遺屬津貼或遺屬年金給付，其中喪葬津貼是辦理勞工後事的喪葬費用補助；而遺屬津貼或遺屬年金給付可作為勞工家屬的生活費用。九十四年勞保的死亡給付，平均每件金額約 20 萬 9 千元，要支付簡單儀式的喪葬費用勉強夠用，若談到要用剩下的錢照顧遺屬，遺屬可能會很辛苦。

勞工可加強商業保險中的定期保險或終身壽險，解決遺屬照顧費用的擔憂。

5

上下班途中發生的事故
有條件視為職業傷害

小華一如往常的騎機車上班，因紅燈停在一個紅綠
燈前，後方一部煞車失靈的汽車撞上來，小華因此
住院一個月。事後小華的課長告訴她：妳的事故可
以申請勞保職業災害給付，小華不太相信，心想：
老闆又沒有錯？

勞工上、下班途中發生事故，
能否申請職業災害給付？

在就業場所，若發生事故屬於職業傷害；上班期間外
出洽公，若發生事故也屬於職業傷害，依規定可以申請職
業災害給付。但是上班途中，工作尚未開始；下班途中，
工作已經結束，若勞工在上、下班途中發生事故，是否也
屬於職業傷害？能否申請職業災害給付？

依勞保相關規定，勞工若於上、下班途中發生事故，
在符合以下時間、地點的條件限制下，視同為職業傷害，
可以申請職業災害給付。

視為職業傷害的上、下班途中事故，
須發生於上、下班的適當時間

　　對於不同行業、不同職務的勞工，上、下班的時間可能各自不同，不一定只有朝九晚五的時段，才叫做上、下班時間，但是每位勞工，視自己工作的需要（或從事兩份以上工作），都應該有一個合理的上、下班時間。

　　勞工在依規定的到班時間前，利用適合的交通工具，從日常居、住處所到達就業場所，可合理推算出所需的時間，此段時間是為上班的適當時間；同理，下班後從就業場所回到日常居、住處所所需的時間，是為下班的適當時間；或因從事兩份以上工作，而往返於就業場所間所需的時間，也可估算出適當時間。勞工在上、下班或往返於就業場所之適當時間發生的事故，才能視為職業傷害。

視為職業傷害的上、下班途中事故，
須發生於應經途中

　　勞工從日常居、住處所至就業場所間；或因從事兩份以上工作，而往返於就業場所間，會規劃一條合理的交通路線。此段路線，屬於勞工上、下班或往返於就業場所的應經途中，勞工在應經途中發生的事故，才能視為職業傷害。

上、下班途中發生事故，
有交通違規不能視為職業傷害

　　勞工上、下班或往返於就業場所途中發生事故，若有違反以下列舉的交通違規情事，就不能視為職業傷害申請職業災害給付。是否有交通違規，可提供事故當時警方處理的相關證明作為佐證：

一、未領有駕駛車種之駕駛執照駕車。

二、受吊扣期間或吊銷駕駛執照處分駕車。

三、經有燈光號誌管制之交岔路口違規闖紅燈。

四、闖越鐵路平交道。

五、酒精濃度超過規定標準、吸食毒品、迷幻藥或管制藥品駕駛車輛。

六、駕駛車輛違規行駛高速公路路肩。

七、駕駛車輛不按遵行之方向行駛或在道路上競駛、競技、蛇行或以其他　危險方式駕駛車輛。

八、駕駛車輛不依規定駛入來車道。

上下班順道處理日常生活所必需事務之私人行為，
有條件視為職業傷害

　　對於已結婚有家庭，或家中有小孩的勞工，於上、下班途中可能還有日常生活必需處理之私人行為，例如：順路或稍微繞路接送配偶上、下班；接送小孩上、下學（幼

稚園）等，若於當時發生事故而致傷害，在沒有違反上述
列舉的交通違規情事，可視個案認定視為職業傷害。

給夜校學生或建教合作班學生上、下學的特別保障

　　勞工若就讀夜校或為建教合作班學生，上、下班適當
時間直接往返學校與就業場所，若於應經途中發生事故導
致傷害，勞保特別針對此一情況，也給予視同職業傷害的
給付條件，在沒有違反上述列舉的交通違規情事，可申請
職業災害的相關給付。

申請上、下班途中事故給付的注意事項

　　申請上、下班途中事故的職業災害給付時，要注意以
下事項：

一、申請給付的書單要畫出上、下班的路線圖，並註明日
　　常居、住處所至就業場所上、下班的應經途徑、事故
　　地點。而且事故地點是在上、下班的途中。

二、勞工要填寫事故當天應工作的起訖時間、上、下班所
　　需時間、使用何種交通工具，並說明事故時間是在
　　上、下班的適當時間。

三、勞工若有因處理私事而中斷或脫離上、下班的應經途
　　徑，要說明處理私事的原因及經過，作為是否認定為

職業傷害的依據。

四、勞工若發生事故當時有請警方到場處理，申請給付要
　　附上勞工使用交通工具的駕駛執照影本及相關的證明
　　文件，說明並未有交通違規事項。

　　本案例小華的事故若符合上述條件，雖然發生事故的
原因跟雇主無關，仍可申請勞保職業災害的相關給付。

6

未參加勞保的職業災害勞工仍然可以領取的給付

阿國上班的第二天，在工廠內觸電身故，家屬找公司要求賠償，公司人事主管說：阿國還在試用期，連勞保都還沒加，他還不是公司正式員工，我們沒有任何責任，你們不要找我們公司！

勞工未辦理加入勞保的原因

勞工參加勞保，當發生職業傷病時，視實際情況可以向勞保局申請職業災害的相關給付，包括：醫療、傷病、失能或死亡等。

有些勞工有固定雇主並實際從事工作，似乎應該享有勞保的保障但是卻沒有加入勞保，推究可能有以下的原因：

一、所屬的公司、行號員工人數在五人以下，或自願加保的投保單位，雇主若決定不辦理勞保，勞工就無法成為勞保的被保險人。

二、所屬的公司、行號雖然屬於勞保的強制投保單位，但雇主未為勞工辦理勞保繳納保費。

勞工未參加勞保，發生職業傷病怎麼辦？

有固定雇主但未參加勞保的受僱勞工，未繳納普通事故保險費及職業災害保險費，原則上無法向勞保局申請各項給付。但是依照勞動基準法的規定，當勞工發生職業災害時，雇主有一些法定的職業災害補、賠償責任，若雇主有為勞工辦理勞保並繳納職業災害的保險費，可以主張以勞保給付來抵充勞動基準法規定的雇主法定職業災害補、賠償責任；可是若沒有勞保的給付來抵充，雇主就要自行負起責任來補、賠償勞工。

雇主若不願意承擔責任，可能會用各種方法來規避雇主的法定職業災害補、賠償責任，勞工或家屬即使透過勞資爭議調解或訴訟，還不一定能爭取到應有的補、賠償金額。

因職業災害死亡或失能，
有固定雇主但未參加勞保的勞工仍可享有的補助

勞工大部分在經濟上處於弱勢，一旦發生職業傷病，可能急需用錢，勞資爭議調解或訴訟的過程有時非常冗長，對於勞工或勞工家屬的經濟需求可能緩不濟急。

有固定雇主但未參加勞保的勞工，發生職業災害導致死亡或勞保失能給付標準表所列第十級以上失能時，雇

主若不願意或暫時沒有依勞動基準法的規定給予勞工或家屬補償時，勞工或家屬可以根據職業災害勞工保護法的規定，比照勞保的給付標準，用最低的勞保投保薪資，直接向勞保局申請職業災害失能或死亡補助：

補助項目	申請條件	可申請的金額
失能補助	勞工遺存勞保失能等級一至十級的失能	19 萬元～ 103.6 萬元
死亡補助	勞工死亡且遺留有領取死亡給付的家屬	77.7 萬元

本案例的阿國因為還在試用期，公司尚未為其辦理加入勞保，以致發生事故身故，無法申請勞保給付。但未為勞工辦理勞保並不能成為雇主規避責任的藉口，雖然公司不願負責任，阿國的家屬可直接向勞保局申請職業災害死亡補助。

若雇主已給付勞工失能或死亡補償，勞保局會扣除已給付的金額

依照職業災害勞工保護法的規定，勞保局代為支付的失能或死亡補助，是為了協助職業災害勞工或家屬解決經濟上的問題。但是雇主若已給付勞工或家屬部分或全部的補償金額，勞保局在調查事實後，會扣除雇主已經支付的

金額後，再發給補助。

勞保局在給付勞工或家屬失能或死亡補助後，
會向雇主求償

勞保局依職業災害勞工保護法，先行給付職業災害勞工或家屬的失能或死亡補助，屬於雇主法定責任，是雇主原來應直接給付給勞工的補償。勞保局在給付失能或死亡補助給職業災害勞工或家屬後，會先針對應為勞工辦理勞保卻未加保的雇主處罰，另外再處以和給付失能或死亡補助相同金額的罰鍰，雇主若不願意繳納，勞保局可依法強制執行。

本案例中，勞保局在認定事實後，會發給阿國家屬職業災害死亡補助。若阿國的公司勞工人數在五人以上，勞保局會先針對未為阿國辦理勞保的事加以處罰，然後再處罰和死亡補助同等金額的罰鍰。

職災勞工可另外申請的其他津貼及補助

遭遇職業災害的勞工和家屬，根據職業災害勞工保護法的規定，視勞工的情況，可另外向勞保局申請其他的津貼和補助，相關內容下一篇會有完整的說明。

職業災害殘廢或死亡補助的請領時效為五年

　　有固定雇主但未加入勞保之勞工，職業災害失能或死亡補助可以請領的時限為五年，超過五年的期間未申請，就喪失請領的資格。

7

遭遇職業災害的勞工
可以申請的各項津貼和補助

阿南發生職業災害，醫生告知家屬，阿南全身癱瘓，終生要臥病在床。阿南的爸爸非常擔心，接下來的醫藥費用及請人看護的費用，不知怎麼辦才好？
阿南參加勞保的年資共二年，前六個月的平均月投保薪資為：30,300 元。

職業災害勞工保護法
提供職業災害勞工和家屬生活上的協助

　　根據勞保局九十四年度的資料顯示，台灣地區每天因職業災害導致失能或死亡的勞工約十五人，九十一年四月二十八日施行的職業災害勞工保護法，對於因遭遇職業災害的勞工和家屬，提供多項的津貼和補助，但是平均每六位職業災害死殘的勞工，只有一位會提出申請，實在有些可惜。

　　以下我們把勞工分成五類，並分別說明當每一類的勞工遭遇職業災害時，根據職業災害勞工保護法的規定，是否可以申請津貼或補助？申請的期間或金額各為多少？

第一類：依規定合法參加勞保的勞工。

第二類：有固定雇主但未參加勞保的受僱勞工。

第三類：應加入職業工會但未參加勞保的勞工。

第四類：有固定雇主但勞保卻加入職業工會的勞工。

第五類：應加入職業工會但未加入正確職業工會的勞工。

生活津貼的請領條件及補助標準

遭遇職業災害勞工，若符合以下條件，可以申請生活津貼：

一、罹患職業病，請領勞保職業災害傷病給付期滿或失能給付者。

二、經醫師診斷喪失部分或全部工作能力，遺存有相當於勞保失能等級之障害狀態者。

職業災害勞工遺存障害狀態	補助標準
第一至第三等級失能且喪失全部工作能力者	7,000 元／月
第二至第七等級失能，或合併升等為第一等級失能且喪失部分工作能力者	5,000 元／月
第八至第十等級失能且喪失部分工作能力者	2,500 元／月
職業病未成失能，或第十一至第十五等級失能且喪失部分工作能力者	1,500 元／月

　　第一類勞工最長可申請五年；第二、三類勞工最長可申請三年；第四類勞工有申請空間；第五類勞工申請上有困難。

身體障害生活津貼的請領條件及補助標準

　　遭遇職業災害勞工，若符合以下條件，可以申請身體障害生活津貼：

一、因職業傷病，請領勞保職業災害傷病給付期滿或失能給付者。

二、經醫師診斷喪失部分或全部工作能力，身體遺存障害狀態適合勞保第一至第七等級失能項目者。

職業災害勞工遺存障害狀態	補助標準
第一至第三等級失能且喪失全部工作能力者	7,000 元／月
第二至第七等級失能，或合併升等為第一等級失能且喪失部分工作能力者	5,000 元／月

　　第一類勞工最長可申請五年；第二、三類勞工最長可申請三年；第四類勞工有申請空間；第五類勞工申請上有困難。

　　本案例的阿南在申請完傷病給付及失能給付後，若診斷屬於第一至第三等級的失能，可以再申請身體障害生活

津貼每月 7,000 元，共可申請五年。

看護補助的請領條件及補助標準

遭遇職業災害勞工，若符合以下條件，可以申請看護補助每月一萬元：

一、因職業傷病，終身不能工作，經常需醫療護理及專人週密監護或為維持生命必要之日常生活活動需人扶助者。

二、符合勞保失能等級之精神神經障害系列、胸腹部臟器障害系列及身體皮膚排汗功能喪失第一及第二等級障害標準者。

三、未依其他法令規定領取有關補助者。

第一類勞工最長可申請五年；第二、三類勞工最長可申請三年；第四類勞工有申請空間；第五類勞工申請上有困難。

本案例的阿南可以再申請看護補助每月一萬元，共可申請五年。

輔助器具補助的請領條件及補助標準

遭遇職業災害勞工，若符合以下條件，可以申請輔助器具補助：

一、因職業傷病致身體遺存障害，經評估必須使用輔助器
　　具者。

二、未依其他法令規定領取器具補助者。

　　輔助器具的種類分為生活輔助類及復健輔助類：點字
機、輪椅、特製三輪機車等屬於生活輔助類；電動輪椅、
部分義肢、助聽器等屬於復健輔助類。低收入戶及非低
收入戶的最高補助金額不同；除了人工電子耳、特殊電腦
外，每年以補助四項輔具為限，補助總金額以六萬元為
限。

　　第一、二、三類勞工可申請；第四類勞工有申請空
間；第五類勞工申請上有困難。

　　本案例的阿南可以依實際需求，申請輔助器具的補
助，但要注意有費用上限。

職業災害勞工死亡，家屬補助的請領條件及補助標準

　　遭遇職業災害勞工死亡，若符合以下條件，家屬可以
申請家屬補助十萬元：

一、職業災害勞工死亡，遺有受其扶養之配偶、子女或父
　　母者。

二、勞工因職業災害死亡致家庭生活困難，請鄉、鎮市公
　　所或村里長出具家境清寒證明者。

　　第一、二、三類勞工家屬可申請；第四類勞工家屬有

申請空間；第五類勞工家屬申請上有困難。

遭遇職業災害勞工的其他補助

職業災害勞工保護法除了發給職業災害勞工上述的津貼和補助外，視勞工的情況還提供職業訓練生活津貼、離職退保後職業病的生活津貼。

職業災害醫療期間退保的勞工，如果自願繼續加保，可以透過勞保局的協助繼續參加勞保之普通事故保險，並獲得保費的補助，直到符合請領老年給付的條件為止。

職業災害各項津貼和補助的請領時效為五年

職業災害各項津貼和補助可以請領的時限為五年，超過五年的期間未申請，就喪失請領的資格。

8

參加勞工保險到底划不划算

老吳參加勞保二十六年，從來沒有領過任何勞保給付，和年輕的同事怡君爭辯說：參加勞保怎麼可能划算？參加勞保只是浪費錢而已！怡君不以為然，回答老吳說：參加勞保當然划算，因為……。

很多勞工可能覺得參加勞保不划算

「參加勞保到底划不划算？」是客戶常常會問到的問題，令我感到訝異的是，通常問話的人接下來會自己給答案：「參加勞保不划算！」

認為參加勞保不划算的可能原因如下：男性勞工覺得領不到生育給付；身體健康的勞工覺得不可能領傷病給付；樂觀的勞工覺得不可能會發生職業傷病，不可能領其他職業災害給付，每個月繳勞保費非常不划算！

用老年給付分析參加勞保到底划不划算

如果身體夠健康，工作的時間夠長，大部分的勞工最

可能會領到的勞保給付，應該是老年給付。

　　我們先假設每一勞工在參加勞保並繳納三十年的保費後，都能順利退職或退休領取老年給付（假設領取一次給付），然後再舉以下三個族群為例，計算分析參加勞保到底划不划算？（九十八～九十九年勞保普通事故的保險費率為 6.5％，未來將逐步調高至 12％）

有固定雇主的勞工，參加勞保划不划算？

　　固定雇主的勞工，自己負擔每月勞保費的 20％，以某位投保薪資 34,800 元的勞工為例，假設在不調薪的情況下，分別計算加入勞保三十年繳納的總保費和一次領取的老年給付金額，再做比較：

一、勞工每月繳納的保險費：$34,800 \times 6.5\% \times 20\% = 452$ 元。

二、勞工每年繳納的保險費：$452 \times 12 = 5,424$ 元。

三、勞工加保三十年累計繳納的保險費（假設保險費率不調整）：$5,424 \times 30 = 162,720$ 元。

四、勞保年資三十年的勞工，可以一次領取 45 個月（ ＝ $15 \times 1 + 15 \times 2$）的老年給付：$34,800 \times 45 = 1,566,000$ 元。

勞工領取的老年給付：

1,566,000 元＞繳納的保險費：162,720 元。

即使未來保險費率調整至最高的 12％，以投保薪資

34,800 元為例，假設在不調薪的情況下，加入勞保 30 年繳納的總保費為 300,600 元，仍低於可一次領取的老年給付金額。

加入職業工會的勞工，參加勞保划不划算？

　　加入職業工會的勞工，自己負擔每月勞保費的 60%，以某位投保薪資 21,000 元的勞工為例，假設在投保薪資不調整的情況下，分別計算加入勞保三十年繳納的總保費和一次領取的老年給付金額，再做比較：

一、勞工每月繳納的保險費：$21,000 \times 6.5\% \times 60\% = 819$ 元。

二、勞工每年繳納的保險費：$819 \times 12 = 9,828$ 元。

三、勞工加保三十年累計繳納的保險費：$9,828 \times 30 = 294,840$ 元。

四、勞保年資三十年的勞工，可以一次領取 45 個月（$= 15 \times 1 + 15 \times 2$）的老年給付：$21,000 \times 45 = 945,000$ 元。

　　勞工領取的老年給付：

　　945,000 元＞繳納的保險費：294,840 元。

　　即使未來保險費率調整至最高的 12%，以投保薪資 21,000 元為例，假設在不調薪的情況下，加入勞保 30 年繳納的總保費為 544,320 元，仍低於可一次領取的老年給付金額。

雇主加入勞保，划不划算？

雇主加入勞保，自己負擔每月勞保費的 90％，以某位投保薪資 43,900 元的雇主為例，假設在不調薪的情況下，分別計算加入勞保三十年繳納的總保費和一次領取的老年給付金額，再做比較：

一、雇主每月繳納的保險費：$43,900 \times 6.5\% \times 90\% = 2,568$ 元。

二、雇主每年繳納的保險費：$2,568 \times 12 = 30,816$ 元。

三、雇主加保三十年累計繳納的保險費：$30,816 \times 30 = 924,480$ 元。

四、勞保年資三十年的雇主，可以一次領取 45 個月（$= 15 \times 1 + 15 \times 2$）的老年給付：$43,900 \times 45 = 1,975,500$ 元。

雇主領取的老年給付：

1,975,500 元 ＞ 繳納的保險費：924,480 元。

未來保險費率調整至最高的 12％，以投保薪資 43,900 元為例，假設在不調薪的情況下，加入勞保 30 年繳納的總保費為 1,706,760 元，雖仍低於可一次領取的老年給付金額，但考慮利息之因素後，差距已不大。

調高投保薪資及保費，對勞工不會不利

以上舉的例子，皆假設在不調薪的情況，但勞工實際的薪資正常會隨著工作年資增加逐步調高，因此勞保費也

會跟著增加，如此一來結果還會相同嗎？

　　依一次領取老年給付（或一次金給付）計算之規定，是以勞工退職申請給付前三年（或最高六十個月）的平均月投保薪資為計算的基礎，即使以勞工實際調整投保薪資的情況，精密計算勞保費和老年給付的比較，上述結論仍然成立。

除了老年給付，勞保還提供其他的保障

　　以上如果就繳納勞保保費和可以領取的老年給付做比較，參加勞保應該不會不划算吧！另外我們也介紹了有關於普通事故保險給付及職業災害保險給付的相關內容，這些是除了老年給付之外，勞保提供給勞工的保障。參加勞保到底划不划算？相信讀者心裡自有答案！

保費可以計算，風險如何計算？

　　九十六年初的一場車禍，帶走偶像藝人許瑋倫年輕的生命，讓很多人非常不捨。事後有媒體報導，許瑋倫和很多藝人一樣，因為節稅的考量成立工作室，但未加入勞保，因此事故發生後，無法領取勞保死亡給付。

　　繳納保費時可以思考划不划算的問題，但是風險無法計算，讓勞工擁有各項基本的保障，才是當初制定勞工保險條例的目的。

第四章

就業保險的保險給付

失業給付原來為勞工保險普通事故保險的給付項目之一,民國九十二年一月一日就業保險法施行後,失業給付改由就業保險給付,但給付業務仍由勞保局辦理。

就業保險之給付項目分為失業給付、提早就業獎助津貼、職業訓練生活津貼、失業之被保險人及隨同被保險人辦理加保之眷屬全民健康保險保險費補助等四種。

民國九十八年五月一日施行的就業保險法修正案,增加就業保險的第五種給付項目:育嬰留職停薪津貼,藉以落實性別工作平等法的規定。

新修正案除增加第五種給付外,也調高中高齡及身心障礙失業勞工之失業給付條件,此外,針對受失業勞工扶養的眷屬,也新增加給給付的規定。

1

失業給付與職業訓練生活津貼：
失業勞工的基本生活補助

小柏服務的公司因為面對市場的激烈競爭，最近幾年都呈現虧損狀態，市場的傳聞果然成真，月底公司宣布一份裁員名單，小柏的名字赫然名列其中。領完公司發的資遣費後，小柏暫時失業了。他想領取失業給付，但不知有何相關規定？

小柏參加就業保險年資五年，前六個月的平均月投保薪資為：30,300 元。

不是有勞保身分就一定具有領取失業給付的資格

　　失業給付是民國八十八年開始，於勞保普通事故保險新增的給付項目，給付的目的在於提供失業勞工基本的生活補助。民國九十二年就業保險法實施後，失業給付改由就業保險（以下簡稱就保）給付。

　　雖然勞保及就保的保險費都由勞保局收取，但勞保局依相關規定，將統一收取的保費分別歸入勞工保險基金及就業保險基金，兩種社會保險的財務各自獨立運作。

　　就業保險法實施後，勞保及就保分別有各自適用的法令及規範，參加勞保的被保險人，不一定即具有就保的加保資格，適用就業保險法的就保被保險人，才能依相關規定享有就保的各項給付保障。

沒有勞保身分，也可能具有領取失業給付的資格

　　在員工人數五人以下公司上班的勞工，如果雇主選擇不辦理加入勞保，勞工無法成為勞保的被保險人，因此不用繳納勞保費，但也不能享有勞保的各項給付保障。但是依照就業保險法的規定，雇主只要僱用有年滿十五歲以上，六十五歲以下，符合以下條件的受僱勞工，就必須為其辦理就保並繳納就業保險費：

一、具中華民國國籍者。

二、與在中華民國境內設有戶籍之國民結婚，且獲准居留依法在臺灣地區工作之外國人、大陸地區人民、香港居民或澳門居民。

　　受僱用之勞工，雖非勞保的被保險人，卻可能具有參加就保的資格，一旦發生失業，符合相關規定者仍能領取失業給付。因雇主未投保就保而喪失領取失業給付者，別忘了爭取自身的權利。

非自願離職者才有請領失業給付的資格

　　適用就業保險法的勞工，因為「非自願離職」，才具有請領失業給付的資格。所謂的非自願離職，指勞工遭遇以下的情況：

一、勞工因投保單位關廠、遷廠、休業、解散、破產宣告而離職。

二、雇主因勞基法第十一條歇業或轉讓或虧損等因素資遣的勞工。

三、雇主因天災、事變或其他不可抗力致事業不能繼續，經報主管機關核定後資遣的勞工。

四、勞工因勞基法第十四條規定之原因和雇主終止契約。

五、事業單位改組或轉讓時，新舊雇主商定不留用而離職的勞工。

六、勞工因定期契約屆滿離職，逾一個月未能就業，且離職前一年內，契約期間合計滿六個月以上者，視為非自願離職。

領取失業給付應具備的要件

　　適用就業保險法的勞工，須符合以下條件及程序，才能請領失業給付：

一、勞工因非自願離職。

二、勞工於非自願離職退保前三年內，參加就保年資累計
　　滿一年以上。

三、勞工因非自願離職，但仍具有工作能力及繼續工作意
　　願。

四、非自願離職之勞工，須向公立就業服務機構辦理求職
　　登記。

五、辦理求職登記之勞工，自求職登記之日起十四日內，
　　仍無法推介就業或安排職業訓練。

失業給付依勞工就保退保前
平均月投保薪資的 60％按月發給

　　失業給付按勞工離職，就保退保之當月起，前六個月平均月投保薪資的 60％按月發給，本案例之小柏，被資遣前六個月的就保平均月投保薪資為 30,300 元，所以小柏每月可以領取的失業給付金額為 18,180 元（＝30,300×60％）。

未滿四十五歲之勞工，失業給付最長發給六個月

　　依規定未滿四十五歲之勞工，失業給付最長的發給期間為六個月。本案例之小柏，因年齡小於四十五歲，若持續失業超過六個月，最多可領取六個月的失業給付，因每

月可領取的失業給付金額為 18,180 元，本次失業最多可領取的失業給付金額為 109,080 元（＝ 18,180×6）。

中高齡及身心障礙失業勞工，
失業給付最長發給九個月

九十八年三月通過的就業保險法修正案中，特別針對以下二類發生失業之就保被保險人，延長發給失業給付的期間為九個月：

一、因非自願離職，辦理就保退保時已年滿四十五歲。

二、領有社政主管機關核發之身心障礙證明者。

中高齡（年滿四十五歲）及身心障礙之勞工，一旦發生失業，尋找下一份工作可能較為不易，待業周期可能較長，因此延長其可領取失業給付的期間。

因大量失業或其他緊急情事，
主管機關可延長失業給付之發給期間

若因經濟不景氣導致發生大量失業或其他緊急情事時，中央主管機關根據就業保險延長失業給付期間實施辦法，於審酌失業率及其他情形後，可延長一般失業勞工請領失業給付的期間，將原來六個月的失業給付最多延長至九個月；必要時得再延長之，但最長不能超過十二個月。

勞工於失業期間若接受職業訓練，
可領取六個月之職業訓練生活津貼

　　適用就業保險法的勞工因非自願離職，向公立就業服務機構辦理求職登記後，若經公立就業服務機構安排參加全日制職業訓練，受訓期間每月可以領取「職業訓練生活津貼」，領取金額為勞工離職，就保退保之當月起，前六個月平均月投保薪資的 60％，最長發給期間也是六個月。勞工參加全日制職業訓練，應符合以下條件才能領取津貼：

一、訓練期間一個月以上。

二、每星期上課四次以上。

三、每次上課日間四小時以上。

四、每月總訓練時數達一百小時以上。

　　非自願離職之勞工，於失業期間，只能就失業給付或職業訓練生活津貼兩者中，領取一項給付。

若有受失業勞工扶養之眷屬，可加領給付或津貼

　　失業給付或職業訓練生活津貼之領取金額，為勞工離職，就保退保之當月起，前六個月平均月投保薪資的 60％。若失業勞工於領取給付或津貼期間，扶養有符合以下條件之眷屬，每多扶養一人，可多領取給付或津貼的

10％，但最多加計至 20％：

　　一、無工作收入之配偶。

　　二、未成年子女。

　　三、身心障礙子女。

失業給付的請領時效為二年

　　勞工非自願離職後的二年內，都可提出失業給付的申請，若超過二年的期間未申請，就會喪失請領的資格。

2

提早就業獎助津貼與健保費補助

小柏領取失業給付滿三個月後，總算找到另一份合適的工作，可是想到可以領取失業給付的期間總共為六個月，現在若提前就業，不是就白白浪費三個月的失業給付了嗎？

得請領失業給付期間提前就業，
可以領取提早就業獎助津貼

一般勞工可以領取失業給付的期間最長為六個月，但是為鼓勵勞工早日找到工作並開始就業，依就業保險法的規定：如果勞工在可以請領失業給付的六個月期間內找到工作並重新就業，再參加就業保險滿三個月以上，可以按尚未請領失業給付金額的 50％，一次提前領取一筆「提早就業獎助津貼」。

本案例之小柏每月可以領取的失業給付金額為 18,180 元，目前已請領了三個月，如果持續失業還可以再領取三個月的失業給付 54,540 元（＝ 18,180×3）。但是小柏若找到工作後決定開始上班，而且依規定重新參加就保滿

三個月以上，可以申請領取提早就業獎助津貼，金額為
27,270 元（＝ 54,540×50％）。

領取失業給付滿六個月，就保年資重新起算

就保年資不同於勞保年資，欲領取失業給付之就保被
保險人，因非自願離職，就保退保的前三年內，參加就保
年資須累計滿一年以上，才具有領取失業給付的資格。
當勞工累計領取滿六個月的失業給付（或職業訓練生活津
貼）後，就保年資就要歸零，再加保後重新起算就保年
資。

再次因非自願離職領取失業給付時的限制

因為就保有年資歸零的規定，會影響後續給付或津貼
之請領，已領取過失業給付的勞工，於重新就業並參加就
保後，再次因非自願離職請領失業給付時，要注意有關就
保年資的規定：

一、前次請領失業給付，未領滿規定之給付期間者：失業
　　勞工本次領取之失業給付，合併前次已請領之失業給
　　付或提早就業獎助津貼，合計最高發給六個月（中高
　　齡及身心障礙者，失業給付最長發給九個月）。合計
　　領滿規定之給付期間後，就保年資須歸零。

二、前次請領失業給付，已領滿規定之給付期間者：失業
　　勞工領滿規定之給付期間後，就保年資即歸零，再加
　　保後就保年資須重新起算。勞工若於二年內再次請領
　　失業給付，最高以發給原規定給付期間之二分之一為
　　限。領滿規定之給付期間後，就保年資須再重新起
　　算。

就保年資重行起算，不會影響勞保老年給付

　　網路上流傳著一則謠言，傳說領滿失業給付規定之給
付期間後，依就業保險法之規定，保險年資須歸零重新起
算，因此會影響領取勞保老年給付的權利。所以建議勞工
不要任意領取失業給付，以免因小失大。

　　勞保及就保是兩種不同的社會保險，投保及給付的相
關規定，分別由勞工保險條例及就業保險法進行規範。會
讓人造成誤解的原因，在於兩項保險皆由勞工保險局承辦
收費及給付的業務，因此容易令人產生混淆。

　　失業給付屬於就業保險的給付項目，勞工於領滿失業
給付規定之給付期間後，須歸零重新起算的保險年資，是
就保的保險年資，和已累積的勞保保險年資無關，當然也
不會影響領取勞保老年給付的權益。

失業勞工及眷屬可獲得之健保費補助

勞工因非自願離職後，雇主依規定要為勞工辦理勞、就、健保之退保，但勞工在按月領取失業給付或職業訓練生活津貼的期間，依規定仍須參加全民健康保險。依九十六年一月二十九日通過的就業保險法修正案，重新規定失業勞工本人及隨同失業勞工辦理健保加保之眷屬，在此失業領取給付或津貼期間，可以享有健保自付部份保險費的補助。

勞工不能領取失業給付的損失，
由未依規定投保之雇主負責

雇主應該要為勞工辦理就保加保卻未辦理，勞工因而不具有就保被保險人身分，若因非自願離職無法提出失業給付的申請，雇主要依相同的給付標準賠償勞工因此發生的損失。

雇主不能領取失業給付

雇主不是就保的被保險人，而且雇主沒有繳交就保的保費，所以雇主即使沒有工作，也不能提出失業給付的申請。

加入職業工會的勞工，不能領取失業給付

參加職業工會的勞工沒有固定的雇主，也不是就保的被保險人，而且每月只繳交勞保費並沒有繳納就保費，因此不能提出失業給付的申請。但是職業工會勞工若因其他工作受僱，並於受僱期間由雇主參加就保累計有就保年資，當符合請領失業給付的資格時，也可以領取相關的給付。

兩份以上的工作，只要繳交一份就業保險費即可

因為有職業災害的考量，兼有兩份以上工作的勞工，在不同的公司上班，都加入勞保是最佳的選擇和保障。但是勞工不管同時兼有幾分工作，選擇其中一份薪資最高的工作，參加就保繳納就業保險費即可。

勞保年資超過十五年以上勞工，
被裁撤資遣繼續參加勞保的特殊規定

參加勞保年資累計超過十五年的勞工，有些人的年齡及年資可能已經接近可以領取勞保（舊制）老年給付的條件，此時若因為被裁減資遣，可能會影響領取老年給付

的條件或權利，對某些勞工的老年生活可能會有重大的影響。

　　因此勞工保險條例特別規定：參加勞保年資累計超過十五年的勞工，若遭裁減資遣後，仍自願繼續參加勞保，可向原投保單位或勞工保險局辦理，以被裁減資遣當時的投保薪資，繼續參加勞保普通事故保險，直到成就請領老年給付條件之日止。

六十五歲以上失業勞工，也可領取失業給付

　　雖然就業保險法規定，被保險人的年齡上限為六十五歲，但勞委會特別放寬領取失業給付的資格至六十五歲以上，只要六十五歲前符合失業給付的申請條件，因非自願離職仍可以領取失業給付。但已領取勞保老年給付者，就不適用此一規定。

3

育嬰留職停薪津貼：
爸爸媽媽皆適用的育兒津貼

春嬌和志明可愛的女兒小花已經一歲了，夫妻兩人對於無法找到合適的保母而傷透腦筋，春嬌曾經考慮暫時辭去工作，專心照顧小花，但是計算每月家中的開銷和房貸，讓她不敢有所行動。直到好友告訴她們，已經可以開始申請育嬰留職停薪津貼，春嬌開始認真思考……。

春嬌參加就保的年資共六年，前六個月的平均月投保薪資為：38,200 元。

育嬰留職停薪津貼落實性別工作平等法的規定

小寶寶誕生，如果能暫時離開工作，全心在家中照顧並陪伴子女，相信是很多受僱工作的父母心中之期盼。但是欲申請育嬰留職停薪，受僱者最擔心的三件事分別為：雇主同不同意？育嬰留職停薪結束後工作是否還在？以及育嬰留職停薪期間工作收入將會中斷。

九十一年一月公布，三月八日起實施的性別工作平等

法（原稱兩性工作平等法）中，即已訂有關育嬰留職停薪的相關規定，之後各主管機關隨即訂定包括育嬰留職停薪實施辦法等相關法規。可是最重要的育嬰留職停薪津貼，卻遲遲沒有完成相關的立法，考慮工作收入的現實問題，讓很多父母不敢提出育嬰留職停薪的申請。

九十八年三月三十一日通過的就業保險法修正案，終於將育嬰留職停薪津貼納入，成為就業保險的給付項目之一。此一津貼的訂定及實施，將可正式串連起育嬰留職停薪的相關規定。

請領育嬰留職停薪津貼的條件及限制

過去性別工作平等法規定：受僱於僱用三十人以上雇主之受僱者，才能提出育嬰留職停薪的申請。但九十七年一月通過的性別工作平等法修正案，已刪除有關僱用人數門檻的規定，只要符合以下前二項條件的受僱者，即具有申請育嬰留職停薪的條件，符合第三項條件者，並可申請育嬰留職停薪津貼：

一、受僱者任職滿一年。

二、扶養有未滿三歲之子女。

三、就保被保險人參加就保之保險年資合計滿一年以上。

依性別工作平等法之規定，父母若欲辦理育嬰留職停

薪，須在受扶養之子女未滿三歲以前申請，而且每一子女可申請育嬰留職停薪的期間，最長不能超過兩年。若同一時間撫育有兩位以上未滿三歲之子女者，育嬰留職停薪的期間需合併計算，最長的申請期間，以最幼小之子女受撫育兩年為限。

依就業保險法之規定，同一時間撫育有未滿三歲子女二位以上者，育嬰留職停薪津貼的請領，仍以一人為限。

育嬰留職停薪津貼的請領金額

育嬰留職停薪津貼的請領金額，以被保險人申請育嬰留職停薪之當月起，前六個月就保平均月投保薪資的 60％發給。本案例的春嬌，若要申請育嬰留職停薪津貼，因前六個月的就保平均月投保薪資為 38,200 元，所以每月可以領取的津貼金額為 22,920 元（＝ 38,200×60％）。

父母皆可請領育嬰留職停薪津貼

若考量哺餵母乳，由媽媽照顧未滿三歲之子女有其方便性，但很多爸爸同樣也可以勝任照顧子女的工作。性別工作平等法並未限制申請育嬰留職停薪的性別，而且依就業保險法的規定，爸爸也可以請領育嬰留職停薪津貼。

父母若同為就保的被保險人，撫育有未滿三歲之子

女，父或母皆可請領育嬰留職停薪津貼，但同一時間夫妻不能同時辦理津貼之請領。可是若把時間錯開，父母就可分別於不同的時間，進行津貼之請領。

父母最長皆可請領 6 個月的育嬰留職停薪津貼

依育嬰留職停薪實施辦法的規定，受僱者若申請育嬰留職停薪，每次以不少於六個月的期間為原則。父或母辦妥育嬰留職停薪津貼的相關申請手續後，可按月領取津貼，每一子女合計最長的發給期間為六個月。本案例春嬌每月可以領取的育嬰留職停薪津貼金額為 22,920 元，春嬌六個月總共可以領取的津貼總額為 137,520 元（＝22,920×6）。

當春嬌領滿六個月的育嬰留職停薪津貼後，女兒小花仍未滿三歲，若志明也願意辦理育嬰留職停薪在家照顧小花，也可以申請領取育嬰留職停薪津貼，申請的金額為志明前六個月就保平均月投保薪資的 60％，最長的領取時間也是六個月。

育嬰留職停薪期間，以原投保金額繼續參加全民健康保險

受僱者辦理育嬰留職停薪期間，仍應繼續參加全民健

康保險，原投保單位以原投保金額等級，繼續為其辦理加保之手續。育嬰留職停薪期間原由雇主負擔之健保費，雇主免予繳納；原由受僱者應自行負擔之健保費，除可按月繳納外，也可以遞延三年後再予繳納。

領取育嬰留職停薪津貼不影響就保年資

受僱者參加就保之保險年資合計滿一年以上，才具有請領育嬰留職停薪津貼的資格，每一子女，最長的津貼發給期間為六個月。當被保險人領滿六個月的育嬰留職停薪津貼後，就保年資並不會因此歸零重新起算，此部分之規定，不同於領取失業給付之保險年資計算規定。

勞工於育嬰留職停薪期滿後，申請復職恢復工作，除特殊情形外，雇主不得拒絕，且須為復職之勞工辦理就保之加保。

領滿育嬰留職停薪津貼之勞工，復職後再度參加就保，可合併之前之就保保險年資，繼續累計。

育嬰留職停薪津貼的請領時效為二年

育嬰留職停薪津貼可以請領的時限為二年，若超過二年的期間未申請，就會喪失請領的資格。

第五章

強制汽（機）車責任保險的理賠給付

民國八十七年一月一日開始，因為柯媽媽的努
力，讓強制汽車責任保險法得以實施，到了八十
八年一月一日，汽（機）車駕駛人遭逢交通事故
時，都能擁有強制汽（機）車責任保險的保障。
強制汽（機）車責任保險的給付，分為傷害醫療
費用給付、殘廢給付及死亡給付三種，三項理賠
同一事故每一人合計最高給付金額為一百八十萬
元。
強制汽（機）車責任保險，只提供駕駛人行車的
基本保障，不足的部分如何加強保障？發生交通
事故時，如何處理？後續的和解要注意那些重
點？以下將為您介紹相關的內容。

1

柯媽媽的愛心推動
強制汽（機）車責任保險的立法

小艾騎機車赴朋友約會的路上，被一台巷子竄出的貨車撞到，住院花了醫藥費五萬，雖然當時有交通警察到場處理車禍，事後貨車車主說錯的是小艾，對於小艾受傷住院的事不理不睬，小艾只能自認倒楣嗎？

柯媽媽的大愛推動強制汽車責任保險法

強制汽車責任保險法未實施以前，汽、機車交通事故的被害人或家屬，只能依靠自己的力量向加害人請求賠償，不僅過程艱辛漫長，而且常常求償無門。民國七十八年間的一場車禍，讓柯媽媽痛失愛子，柯媽媽憑藉著大愛和意志力，推動強制汽車責任保險法的立法，才讓交通事故的受害者及受害者家屬，有最基本的傷害醫療費用、殘廢或身故給付的保障。

強制汽車責任保險的立法目的

強制汽車責任保險法的立法目的為：使汽、機車交通事故所致體傷、殘廢或死亡之受害人或家屬，迅速獲得基本給付的保障。

汽車及機車所有人投保強制汽車責任保險的施行時間不同

強制汽車責任保險（以下簡稱強制險）的保障範圍及於汽、機車，但兩者的施行日期不同：

強制險別	施行日期
汽車所有人投保強制汽車責任保險	八十七年一月一日
機車所有人投保強制汽車責任保險	八十八年一月一日

強制險的保障內容

強制險的保障內容包括：傷害醫療費用給付、殘廢給付及死亡給付：

強制險給付項目	可請求之金額	可提出請求之人
傷害	傷害醫療費用給付最高20萬元	受害人本人
	殘廢給付最高160萬元	受害人本人
死亡	死亡定額給付160萬元	受害人之遺屬

上述三項理賠，同一事故每一人合計最高給付金額以一百八十萬元為限。

強制險死亡給付之請領順位

因汽、機車交通事故導致受害人死亡，受害人遺屬可申請強制險死亡給付，請領的順位如下：

一、父母、子女及配偶。

二、祖父母。

三、孫子女。

四、兄弟姐妹。

若同一順位之遺屬有數人時，按人數平均分配保險給付；若受害人未留有以上列舉的受益人，為受害人辦理喪事並支出殯葬費的人，可以檢具殯葬費用收據申請此一死亡給付。

強制險採無過失責任認定

發生汽、機車交通事故導致受害人體傷、殘廢或死亡，不論加害人是否有過失，受害人或遺屬，都可以依強制汽車責任保險法的規定，提出保險給付的請求。

本案例中貨車的駕駛人雖然對小艾不理不睬，但是小艾可用醫療收據向貨車投保強制險的保險公司，提出傷害醫療費用給付的請求，因為醫療費用金額小於二十萬元，所以小艾有可能獲得五萬元醫療費用的賠償。

殘廢或死亡於未和解前，可請求暫先給付部分之金額

發生汽、機車交通事故導致受害人傷殘或死亡，受害人或遺屬尚未和加害人和解前，可提出相關證明文件，請求保險公司暫時先行給付部分之保險給付金額：

交通事故導致殘廢或死亡	暫先給付之金額
殘廢	已審定之殘廢等級之保險給付
死亡	相當於保險給付二分之一之金額

發給強制險給付或補償之人

依強制汽車責任保險法的規定，汽、機車交通事故受

害人或遺屬可向以下的機構提出保險給付或補償之請求：

一、產物保險公司。

二、財團法人汽車交通事故特別補償基金。

汽、機車被攔檢稽查未投保強制險的處罰

既然叫做「強制」汽車責任保險，就是強制規定所有的汽、機車一律都要加保，如被交通警察攔檢稽查未投保強制險，會面臨以下處罰：

車種類別	機車	汽車
罰鍰額度	1,500 至 3,000 元	3,000 至 15,000 元

汽、機車未投保強制險肇事，處罰更重

汽、機車駕駛人發生交通事故時，如果被查到未投保強制險，會面臨更重的處罰：

車種類別	機車	汽車
罰鍰額度	6,000 至 30,000 元	6,000 至 30,000 元

除了以上的罰鍰規定外，汽、機車所有人的車輛牌照會被扣留到依規定投保強制險後才會發還。

強制險的請求期限

　　汽、機車交通事故的受害人或家屬，請求強制險給付的期限為：

強制汽車責任保險的請求時點	強制險的請求期限
自知有損害發生及保險人時起	請求期限為二年
自汽、機車交通事故發生時起	請求期限為十年

2

強制汽（機）機車責任保險的
傷害醫療給付

英英車禍受傷住院七天，花了醫療費用 6 萬元，因為家中無人可照顧英英，所以另外請了看護，花了 1 萬 4 千元的看護費。對方車主告訴英英，只要有收據，強制險都會理賠。

強制險之傷害醫療給付規定

　　因汽、機車交通事故導致受害人發生傷害，必須進行門診或住院治療，受害人可申請強制險的傷害醫療費用給付，申請給付時要注意以下的規定：

一、必須且合理之相關醫療費用實際支出。

二、申請人為受害人本人。

三、同一事故每一受害人之傷害醫療費用給付總額，以二十萬元為限。

所謂相關醫療費用的範圍

　　強制險的傷害醫療費用給付中之相關醫療費用，指以下各項費用：

一、急救費用。

二、接送費用。

三、診療費用。

四、看護費用。

急救費用及接送費用的給付內容

　　相關醫療費用中所謂的急救費用，內容包含：救助搜索費、救護車及隨車醫護人員費用。

　　相關醫療費用中所謂的接送費用，指受害人於「合格醫療院所」，因往返門診、轉診或出院之合理交通費用，以二萬元為限。

診療費用的給付內容

　　相關醫療費用中所謂的診療費用，分為受害人以全民健康保險之被保險人身分診療及非以全民健康保險之被保險人身分診療兩部分。受害人若以全民健康保險之被保險人身分診療，內容包含：全民健康保險法所規定給付範圍

之項目及受害人依法應自行負擔之費用，及病房費差額、掛號費、診斷證明書費、膳食費、自行負擔之義肢器材及裝置費、義齒或義眼器材及裝置費用，及其他經醫師認為治療上必要之醫療材料（含輔助器材費用）及非具積極治療性之裝具所需費用為限。以上各單項費用都各自有給付的限額，表列如下：

診療費用的給付內容	給付限制
自行負擔之病房費差額	每日最高以 1,500 元為限
膳食費	每日最高以 180 元為限
自行負擔之義肢器材及裝置費	每一上肢或下肢最高以 5 萬元為限
義齒器材及裝置費	每缺損一齒最高以 1 萬元為限 缺損五齒以上者合計最高以 5 萬元為限
義眼器材及裝置費	義眼每顆最高以 1 萬元為限
其他非全民健康保險法所規定給付範圍之醫療材料（含輔助器材費用）及非具積極治療性之裝具	最高以 2 萬元為限

對於未納入健保的外國人或臨時來台觀光的外國遊客，發生交通事故受傷，非以全民健康保險之被保險人身分診療，也給予一套理賠的給付標準：其診療費用不得高於行政院衛生署所訂全民健康保險緊急傷病自墊醫療費用

核退辦法規定急診、門診治療日或出院日前一季之平均費用標準。

　　本案例的英英，因為交通事故受傷住院花了六萬元，醫療收據上會列出各項費用的明細，保險公司在給付強制險的醫療費用時，會參酌上述的內容，核發傷害醫療給付。因為醫療費用金額小於二十萬元，所以英英有可能獲得六萬元醫療費用的賠償，但仍會受到各單項費用給付上限的限制。

看護費用的給付內容

　　相關醫療費用中所謂的看護費用，內容包含：住院期間因傷情嚴重所需之特別護理費及看護費等，但居家看護須經合格醫師證明確有必要者為限。看護費用每日以一千二百元為限，最高給付三十日。

　　看護費用屬於強制險傷害醫療費用給付的一部分，同一受害人合併其他在同一事故發生的醫療費用，要受到二十萬元給付金額的限制。本案例的英英，住院七天共支付看護費用一萬四千元，依看護費用的給付規定，每日以一千二百元為限，合併其他本次事故的醫療費用未超過二十萬元的限制，所以英英可以申請八千四百元的看護費用給付。

　　但是英英支付的看護費用是一萬四千元，強制險只給

付八千四百元,剩下的五千六百元怎麼辦?英英要透過和
解的程序,和其他的事故當事人協商如何賠償?並討論賠
償的金額?

受害人獲得強制險傷害醫療給付的時間

汽、機車交通事故受害人在備齊相關之醫療收據證明
文件後,向保險公司提出給付申請,保險公司應在受害人
申請次日起十五日內,發給傷害醫療費用給付。

3

強制汽（機）車責任保險的殘廢給付

阿強三個月前在高速公路被後車追撞，導致右手肘關節以上截肢，住院兩個月後才出院。出院後一連串的復健及生活費用，壓得阿強簡直喘不過氣。有一位醫院新來的復健師告訴阿強：你可以去申請強制險的殘廢給付！

強制險每一事故每一受害人，殘廢給付最高一百六十萬元

　　因發生汽、機車交通事故導致受害人身體殘廢，受害人可依殘廢診斷書審定的殘廢等級，申請強制險的殘廢給付，每一事故每一受害人之殘廢給付最高為一百六十萬元。

　　交通事故之受害人有二人以上時，每一受害人之殘廢給付都單獨就其認定之殘廢等級給付，每一受害人之給付最高皆為一百六十萬元。

強制險的殘廢給付，分為十五個殘廢等級

十五個殘廢等級，是不是有似曾相識的感覺？對了，和勞保殘廢給付的十五個殘廢等級相同。受害人若也是勞保的被保險人，因交通事故導致的殘廢除了可申請強制險的殘廢給付，可再請領勞保的殘廢給付，兩者並不衝突。

殘廢等級的認定須經合格醫師診斷確認

要申請強制險的殘廢給付，必須是受害人因交通事故的傷害導致殘廢，並且符合以下要件：

一、受害人經治療後症狀固定，再行治療仍不能期待治療效果，並經合格醫師診斷為永久不能復原之狀態。

二、受害人經治療一定期間（以一年為原則，但詳細時間參照殘廢給付標準表之規定）以上尚未痊癒，並經合格醫師診斷為永不能復原之狀態。

殘廢給付依各殘廢等級給付固定之金額

汽、機車交通事故受害人經醫師診斷後審定殘廢等級，保險公司則依受害人的殘廢等級發給殘廢給付，各等級的給付金額如下：

殘廢等級	普通傷病殘廢補助費給付標準
一	160 萬元
二	133 萬元
三	112 萬元
四	99 萬元
五	85 萬元
六	72 萬元
七	59 萬元
八	48 萬元
九	37 萬元
十	29 萬元
十一	21 萬元
十二	13 萬元
十三	8 萬元
十四	5 萬元
十五	4 萬元

　　本案例的阿強，因交通事故導致右手肘關節以上截肢，屬第五等級殘廢，除了可申請強制險的醫療費用給付外，可再申請殘廢給付八十五萬元。

受害人遺留有二項目以上之殘廢，可升等發給殘廢給付

　　受害人若因交通事故遺存有二項目以上之身體障害或殘缺，先審定其中一個較高障害項目之殘廢等級，其他障

害項目再依以下規定升等，申請殘廢等級：

一、受害人身體遺存障害，同時符合第十四等級至第一等級間障害系列二項目以上時，原最高殘廢等級可再升一等級。但原最高殘廢等級已是第一等級時，升等後最高仍以第一等級為限。

二、受害人身體遺存障害，同時符合第八等級至第一等級間障害系列二項目以上時，原最高殘廢等級可再升二等級。但原最高殘廢等級為第二等級以上時，升等後最高仍以第一等級為限。

三、受害人身體遺存障害，同時符合第五等級至第一等級間障害系列二項目以上時，原最高殘廢等級可再升三等級。但原最高殘廢等級為第三等級以上時，升等後最高仍以第一等級為限。

四、依前三項規定升等後之殘廢給付，若超過原各項目殘廢等級分別計算後之合計額，以合計額申請殘廢給付。

殘廢等級認定有疑問時之處理方式

保險公司對於汽、機車交通事故受害人之殘廢等級認定有疑問時，可要求受害人提供甲種診斷書或至經中央衛生主管機關公告並依法評鑑合格之地區教學醫院以上之醫院，重新檢驗認定，但因此發生的相關費用，由保險公司負擔。

4

生命無價只投保
強制汽（機）車責任保險還不夠

小陳上星期送貨時，因趕時間闖紅燈，在路口撞死一位竹科電子公司的經理，對方家屬向小陳要求700萬元的賠償。小陳知道強制險可以賠償160萬元，但剩下的540萬元，不知道如何是好？

強制險的理賠金額只提供最基本的保障

強制險提供汽、機車交通事故受害人每人傷害醫療費用給付最高二十萬元；死亡或殘廢給付最高一百六十萬元，合計最高給付一百八十萬元。如果和解或法院判決賠償金額超過一百八十萬元，交通事故的加害人要自行負擔不足的金額。

近年來有些汽、機車交通事故的死亡案件，和解賠償的金額介於三百萬到四百萬元之間，其他重大傷殘或死亡案件的求償金額，超過上千萬元的也時有所聞，強制險的理賠金額只能提供基本的保障。

交通事故中傷害案件賠償的請求範圍

　　因交通事故致受害人身體傷害，受害人視情況可向事
故加害人請求賠償的範圍包括：

一、醫療費用。

二、增加生活上需要的費用。

三、喪失或減少勞動能力的損害。

四、因此停業的損失。

五、精神慰撫金。

交通事故中死亡案件賠償的請求範圍

　　因交通事故致受害人死亡，受害人家屬可向事故加害
人請求賠償的範圍包括：

一、受害人生前支付之醫療費用。

二、受害人的喪葬費用。

三、對第三人的法定撫養費。

四、精神慰撫金。

汽車第三人責任保險填補強制險的不足

　　汽車保險分為強制性的保險與任意性的保險：強制汽
（機）車責任保險屬強制保險；任意保險則由汽車所有人

依據經濟狀況及需要自行選擇投保。「汽車第三人責任保
險」屬任意保險的一種，此一保險可填補強制險保額不足
的問題。汽車第三人責任保險的保障範圍分為三個項目：

一、每一個人傷害的賠償。

二、每一交通事故傷害之賠償。

三、每一交通事故財物損失之賠償。

　　台灣地區大概有六成車主選擇加保汽車第三人責任保
險，在「每一個人傷害的賠償」平均保額介於一百萬至二
百萬元之間，各單項保額汽車所有人可視經濟情況和保險
公司議定。

汽車超額責任保險讓保障更完整

　　如果擔心交通事故和解或法院判決賠償的金額過高，
強制險加上汽車第三人責任保險的理賠給付金額仍不足支
付賠償，汽車所有人可再附加投保「汽車超額責任保險」
來強化保障，降低行車風險。

強制性保險和任意性保險的賠付順序

　　如果汽車所有人投保了強制險、汽車第三人責任保險
及汽車超額責任保險，一旦發生交通事故致第三人傷殘或
死亡，各險種依以下順序理賠：

一、先依強制險的給付標準，理賠各項給付。

二、若強制險的賠償金額仍不足，在汽車第三人責任保險的承保範圍內理賠差額。

三、若以上賠償金額仍不足，再由汽車超額責任保險的承保範圍內理賠差額。

　　本案例的受害人家屬向小陳求償七百萬元，除了強制險死亡給付一百六十萬元外，如果小陳有投保汽車第三人責任保險「每一個人傷害賠償」保額三百萬元，小陳自行負擔的賠償金額就降為二百四十萬元；若小陳也投保汽車超額責任保險「每一個人傷害賠償」保額超過二百四十萬元，小陳就不必為了籌措賠償金額而擔心。

其他可附加的汽車保險

　　強制險可保障汽、機車交通事故的受害人，但強制險採交叉理賠，汽車發生單一事故，汽車駕駛人發生傷殘或死亡的損失無法獲得強制險的理賠。為了加強汽車駕駛人及本車乘客的保障，汽車所有人可選擇附加投保「汽車第三人責任保險附加駕駛人傷害保險」及「汽車乘客責任保險」，讓駕駛人開車更有保障，也減少駕駛人的責任。

5

汽機車的財物損失
強制汽（機）車責任保險不理賠

東東於兩個星期前開車回家路上和另一部車相撞，雙方都無人受傷，但對方車子修理花了 10 萬元。東東請保險公司理賠人員協助，理賠人員說：依警方現場圖看，你的肇事責任有七成，你要賠償對方車子修理費 7 萬元。

強制險只理賠人不理賠財物損失

交通事故可能會發生人員的傷殘或死亡，也可能會發生汽、機車的損害或其他財物的損失。強制險對於汽、機車交通事故的受害人，提供傷殘或死亡給付，保障的對象在於人，但財物損失不在保障的範圍。

交通事故和解或訴訟的賠償範圍，
包括人員的損傷及財物的損失

發生交通事故，不論是透過雙方或多方和解、或經由

法院判決，都會把人員的損傷及財物的損失列入考量。強制險的給付不一定能完全解決人員傷殘或死亡的賠償責任，汽車駕駛人可能還要承擔受害人超過強制險給付的求償風險，及其他財物損失的賠償風險。

汽車任意保險中的「汽車第三人責任保險」，可分攤交通事故的賠償責任，保障範圍分為三個項目：

一、每一個人傷害的賠償。

二、每一交通事故傷害之賠償。

三、每一交通事故財物損失之賠償。

其中第三個項目的「每一交通事故財物損失之賠償」的保額，即是用來給付汽車駕駛人發生交通事故致第三人財物損害的賠償責任。

汽車事故財物損失的賠償，
要根據肇事責任決定賠付金額

交通事故致第三人財物損失，賠償金額依雙方或多方財物損害情形及彼此承擔的肇事責任來計算。本案例中東東投保車險的保險公司理賠人員，依警方現場圖初步判斷，東東應承擔七成的肇事責任，對方汽車修理費十萬元，所以東東要賠償對方七萬元的財物損失。如果東東有投保汽車第三人責任保險且「每一交通事故財物損失之賠償」保額超過七萬元，此一賠償風險則轉由保險公司承擔。

本案例的交通事故對方車主要承擔三成的肇事責任，東東的車子發生損害的修理費用，可以向對方車主要求三成的賠償金額。

汽車第三人責任保險中，「每一交通事故財物損失賠償」的範圍

汽車第三人責任保險中，「每一交通事故財物損失賠償」的範圍，包括：

一、運費：搬運第三人財物損害所必需之實際費用。

二、修復費用：修復第三人財物所需費用。

三、補償費用：第三人之財物因遭受損害，無法修復恢復原狀按實際損失協議理賠的金額。

四、其他財損賠償：其他第三人依法可請求賠償的金額。

車體損失保險，保障車主汽車損害的風險

汽車第三人責任保險理賠的對象是交通事故的第三人，如果是車主自己的汽車損害發生修護費用，則須要加保「車體損失保險」才能獲得理賠，車體損失保險分為甲式、乙式及丙式三種：

一、車體損失保險甲式：即一般所謂的「全險」，甲式保障的範圍最廣，包括碰撞、傾覆等或不明原因的車

損，但保險費用也較貴。

二、車體損失保險乙式：乙式保障的範圍比甲式小、不包括不明原因的車損，保險費用較甲式便宜。

三、車體損失保險丙式：丙式保障的範圍更小，限於因車輛發生碰撞、擦撞所致的車損，保險費用較乙式便宜。

竊盜損失保險保障汽車失竊的風險

一部普通汽車的價格可能要花掉一般上班族二或三年的薪水，汽車若被偷走，對於很多車主可能會是不小的損失。如果投保「汽車竊盜損失保險」，一旦汽車遭竊，保險理賠可以貼補部分購買新車的費用，降低車主的損失。

其他可附加保障關於財物損失的汽車保險

汽車所有人可附加保障其他原因造成財物損失的保險，例如：「汽車竊盜損失保險零件、配件被竊損失附加條款」；「汽車車體損失險附加颱風、地震、海嘯、冰雹、洪水或因雨積水險批單」等，車主可斟酌個人經濟能力及需要加保，分散風險。

6

機車發生單一事故駕駛人要自求多福

阿仁騎機車為閃避路旁突然竄出的小狗，撞上路邊的電線桿，住院花了 3 萬多的醫藥費。朋友來看他都安慰他：沒關係，醫藥費用可申請強制險。可是阿仁向保險公司申請給付時，保險公司卻以單一事故為由拒絕給付？

機車也適用強制險

雖然名為「強制汽車責任保險」，除了汽車所有人適用強制險的保障外，機車所有人在民國八十八年一月一日開始也適用強制險的相關規定。機車所有人也要依規定強制加保，如果被交通警察攔檢稽查未投保強制險，會面臨一千五百至三千元的處罰；若發生交通事故時被查到未投保強制險，則有更重的六千至三萬元處罰。

汽、機車交通事故機車駕駛人申請強制險給付的內容

因汽、機車交通事故導致機車駕駛人傷殘或死亡時，

一樣可請求強制險的理賠，給付的內容包括：傷害醫療費用給付最高二十萬元，殘廢或死亡給付最高各為一百六十萬元，合計最高給付以一百八十萬元為限。

機車的單一事故，強制險不理賠

所謂機車的「單一事故」，指機車駕駛人因為道路不平、濕滑或為閃避路邊障礙物，自己摔倒或撞上路旁電線桿或安全島等，未涉及其它汽、機車因素的事故。因為強制險採交叉理賠，機車發生單一事故，機車駕駛人並非遭到其他車輛撞擊導致傷害，強制險不理賠機車駕駛人任何的傷殘或死亡的損失。

機車駕駛人傷害保險，
保障機車駕駛人單一事故的風險

雖然機車發生單一事故強制險不理賠，但機車所有人可加保「機車駕駛人傷害保險」，一旦發生機車單一事故導致傷殘或死亡，就可以享有和強制險給付內容相同的保障，一年期的保險費還不到四百五十元。機車駕駛人傷害保險保障的對象除了機車車主，還包括經車主事先同意使用被保險機車之人，保障的內容和強制險一樣。

國內機車登記數量將近一千三百萬輛，投保強制險的

比率近九成，但投保機車駕駛人傷害保險的比率大約只有一成，未附加投保此一保險的原因，大部分是不知道當機車發生單一事故時強制險不理賠，少部分是覺得自己不會發生事故。

十八至二十歲的青年，正值血氣方剛的年紀，但經濟基礎尚不穩固，很多人利用機車作為交通工具。此一族群曾發生交通事故的比率高達 25.2％，是目前肇事率最高的年齡，花一點小錢加保機車駕駛人傷害保險，可以讓日常生活多一層保障。

本案例的阿仁，因為騎機車自己撞上電線桿，屬單一事故，強制險不理賠。除非阿仁另外投保了機車駕駛人傷害保險，可用此一保險申請醫療費用的給付，否則阿仁只能自己負擔醫療費用。

機車第三人責任保險填補強制險的不足

機車所有人依據經濟狀況及需要，可自行選擇投保「機車第三人責任保險」，填補強制險對於第三人保額不足的問題。

機車駕駛人發生單一事故，
須報警處理或到警察局備案

機車發生單一事故，很多駕駛人可能會通知家人到場協助或自行就醫，卻忽略要報警處理。機車發生單一事故，原則上也要通知警察到現場處理並做成適當的記錄；若當場未報警處理，事後也要自行到附近的警察局備案，說明事故的地點和發生經過，留下記錄以利保險公司的調查和後續的理賠作業。

機車投保強制險可一次加保一年或二年

機車所有人投保強制險，原則上每年要續保一次，但為了避免麻煩，可選擇一次加保一年期或二年期。投保強制險可同時附加同樣年期的駕駛人傷害保險，加強保障。

7

特別補償基金
讓強制汽（機）車責任保險更完整

雅芳三天前和朋友聚會到很晚，回家時騎機車在路上被一台轎車從背後撞倒，醒來時雅芳人已躺在醫院，警方到車禍現場問附近住戶，都說只聽到剎車聲和撞擊聲，沒記下轎車車號。雅芳只能自認倒楣嗎？

特別補償基金可填補強制險的缺口

少部分的汽、機車交通事故受害人，因某些特殊的情況，無法向保險公司申請強制險的給付。財團法人汽車交通事故特別補償基金（以下簡稱特別補償基金），是根據強制汽車責任保險法而成立，為了填補強制險之不足，並於民國八十七年一月一日同時運作。

特別補償基金設立的目的：是為使汽、機車交通事故之受害人，若未能向保險公司申請強制險的給付，可以向特別補償基金請求補償。

可向特別補償基金請求補償的特殊情況

　　某些汽、機車交通事故，因以下特殊的原因，事故受害人或請求權人，可向特別補償基金請求補償：

一、事故汽車無法查究。

二、事故汽車為未保險汽車。

三、事故汽車係未經被保險人同意使用或管理之被保險汽車。

四、事故汽車全部或部分為無須訂立本保險契約之汽車。

特別補償基金不負補償責任的除外情況

　　汽、機車交通事故的受害人或請求權人，有以下情況時，即使發生人員的傷殘或死亡，特別補償基仍不負補償責任：

一、故意行為所致。

二、從事犯罪行為所致。

受害人或請求權人可向任一產物保險公司
申請特別補償基金之補償

　　特別補償基金是委任產物保險公司代為受理補償申請案件，並給付補償金額，汽、機車交通事故的受害人或請

求權人，可自行選擇任何一家產物保險公司提出補償的申請，保險公司不得拒絕。

特別補償基金和強制險的保障內容及保障金額相同

符合申請特別補償基金的受害人或請求權人，可申請和強制險內容相同的特別補償基金補償：

特別補償基金 給付項目	可請求之金額	可提出 請求之人
傷害	傷害醫療費用補償最高 20 萬元	受害人本人
	殘廢補償最高 160 萬元	受害人本人
死亡	死亡定額補償 160 萬元	受害人之遺屬

上述三項補償，同一事故每一人合計最高給付金額以一百八十萬元為限。本案例的雅芳被不明車輛由後方撞倒受傷，無法找到肇事車輛，雖然不能申請強制險的給付，但雅芳因此事故所發生的醫療費用，在規定的二十萬元限額內，可以向特別補償基金申請補償。

特別補償基金給付補償後，會代位行使請求權

特別補償基金依規定調查審核後，符合條件的申請案件，依規定給付受害人或請求權人補償。之後會進行相

關的調查，尋找該交通事故原本應負賠償責任的「損害賠償義務人」。一旦找到損害賠償義務人，會代替原受害人或請求權人，在該事故給付之補償金額範圍內，向損害賠償義務人請求損害賠償，並將請求之金額回歸特別補償基金。

上述之代位行使請求權，在特別補償基金給付補償金額之日起，要在二年內行使權利，逾期就不能再向損害賠償義務人提出請求。

特別補償基金給付受害人或請求權人之補償金額，可視為損害賠償義務人損害賠償金額之一部份，當受害人或請求權人向損害賠償義務人提出其他的賠償請求時，可以扣除此部分的補償金額。

特別補償基金代位行使請求權的例外

損害賠償義務人若是請求權人的配偶、家長、家屬、四親等內血親或三親等內姻親，特別補償基金原則上就沒有代位求償之權利。

8

發生交通事故的處理程序

小王是優良駕駛，從來沒有發生過交通事故。本週假日開車帶家人出遊，竟遭對向違規超車的車輛撞上，車子打滑停下來後，小王發現車上的家人都受傷流血，一時竟不知如何是好？

發生交通事故處理五原則

汽、機車突然發生交通事故，很多駕駛人的腦筋可能會當場一片空白，不知如何因應。產險公會汽車險委員會和交通部道路安全委員會，合作向駕駛人宣導，萬一發生交通事故有五大處理原則：放、撥、劃、移及等。

交通事故處理第一原則──放

所謂「放」，是在事故現場放置警告標誌：讓後方來車知道前方發生交通事故，並減速小心駕駛。事故車輛打開閃光黃燈，並依不同的事故地點，在後方適當距離放置正三角型的警告標誌：

發生交通事故的地點	警告標誌放置的位置
高速公路	事故地點的後方一百公尺處
快速道路或最高速限超過六十公里的路段	事故地點的後方八十公尺處
最高速限超過五十公里至六十公里的路段	事故地點的後方五十公尺處
最高速限超過五十公里以下的路段	事故地點的後方三十公尺處
交通壅塞或行車時速低於十公里以下的路段	事故地點的後方五公尺處

交通事故處理第二原則──撥

所謂「撥」，是撥打 110（報警）與 119（救護）、或 112（緊急求救）協助處理善後：當場如有人員傷亡，救人優先，立即將傷者送醫急救；若發生火災，則儘速通知消防機關協助滅火；打電話報案，向警方說明事故發生地點、車號、時間、車種、傷亡情形及報案人姓名。

交通事故處理第三原則──劃

所謂「劃」，是將事故雙方車輛位置劃線定位：利用蠟筆、石頭等具有標記功能的工具，劃下輪胎位置。若該事故有人員傷亡，牽涉到刑事問題，要保持現場完整，等救護人員前來處理，再標示定位。

交通事故處理第四原則——移

所謂「移」，是及時移開肇事車輛：若交通事故沒有人員傷亡，且車輛尚能行駛，在劃下車輛輪胎位置後，再將肇事車輛移置路邊，以利交通維持順暢。

交通事故處理第五原則——等

所謂「等」，是等待警察到現場處理：等待期間，當事人可先行現場拍照，並尋找目擊證人。若交通事故沒有人員傷亡，事故雙方當場達成和解的協議，車主可自行拍照存證，不需警察的處理。

注意警察的處理過程及現場草圖的繪製

警察到現場處理，會現場拍照、測繪現場草圖，警員所做的種種記錄，將成為日後鑑定雙方或多方肇事責任的重要依據，所以肇事者或見證家屬要注意警察的各項記錄是否無誤。現場草圖如與現場情況不符，可要求警察更正，若要求更正而警察不予更正時，可在現場草圖加註意見後再簽字。

善用承保保險公司提供的服務

有些產險保險公司提供保戶交通事故處理的服務，例如：派人到事故現場協助處理、車輛免費拖吊送修等，駕駛人可善用此一服務減輕處理車禍的恐慌，也方便後續的和解或理賠作業。

交通事故五日內，通知承保之保險公司

汽、機車在發生保險事故的五日內，要將事故發生之日、時、地點、經過情形、受害人及證人有關資料、到場處理之警憲機關名稱及處所等，通知承保之保險公司，即一般所謂的出險通知，讓保險公司進行調查及處理後續的理賠作業。

上述事項可先用電話通知，但在五日內仍應親自填寫理賠申請書送交保險公司，如駕駛人死亡或受重大傷害無法自行辦理時，可委任其配偶、同居家屬或其他代理人代為辦理。

向警察機關申請閱覽相關資料

汽、機車交通事故當事人或其他利害關係人，日後為了處理和解或賠償事宜，可以向事故當時到場處理的警察

機關申請閱覽相關資料：

一、在事故現場，可要求提供道路交通事故當事人登記聯
　　單。

二、在事故七日後，可申請閱覽或提供現場圖、現場照
　　片。

三、在事故三十日後，可申請道路交通事故初步分析研判
　　表。

申請肇事責任鑑定

　　因交通事故發生人員損傷或財物損失，相關當事人在
日後進行和解協調時，雙方或多方的肇事責任，會影響賠
償金額的計算。交通事故相關當事人，可向各地方的「車
輛行車事故鑑定委員會」申請事故的責任鑑定，釐清彼此
的肇事責任歸屬。

進行車禍和解或訴訟

　　交通事故的相關當事人，可選擇在派出所、鄉鎮市調
解委員會、保險公司或法院進行和解或調解，共同討論彼
此應負擔的肇事責任及應負擔的賠償金額。

　　相關當事人和解時應通知各自投保的保險公司理賠人
員到場，並準備相關的醫療單據及各項費用收據，討論和

解的內容和金額。若和解時未通知保險公司理賠人員到場，即使相關當事人達成和解並談好賠償的內容和金額，保險公司可不受私下和解金額的約束。

若和解不成，最後只好透過法院訴訟解決爭端，交通事故相關當事人也可以不經過和解的程序，直接進行訴訟。和解只能處理民事賠償的部分，若有人員傷亡牽涉到刑事的問題，則要由法院做處理。

9

關於處理交通事故的幾個迷思

大餅體型粗壯，外表看起來有點像黑道大哥，昨天他的一個好朋友請大餅四天後一定要和他一起去鄉公所參加車禍的和解，並且要求他：到時候你要裝的兇惡一點，這樣對方才會認錯！

錯誤的觀念，可能增加交通事故和解或調解的困難

因為缺乏法律知識，或是對投保強制險的內容不了解，很多汽、機車交通事故的駕駛人發生事故，往往不知道如何處理。又因為道聽塗說，聽到可能是錯誤的資訊，一旦遇上事故發生，就用不正確的做法處理交通事故後續的和解或調解，把原本不太容易解決的問題，變的更複雜。以下舉幾個處理交通事故時，常見到的錯誤想法和做法，供汽、機車駕駛人參考。

投保強制險，就可以解決所有交通事故的賠償問題？

有些汽、機車所有人，以為只要投保強制險，一旦發

生交通事故，強制險就可以賠償所有人員的損傷及財物的損失，若是有人向他提出賠償的請求，一律都推給保險公司和強制險。

前面我們介紹過，強制險只提供汽、機車交通事故受害人基本的保障，而且在給付上有額度的限制。若是人員的賠償金額超過強制險給付額度的上限、或是事故雙方或多方車輛或其他財物上的損失，都不在強制險的給付範圍內，要由汽、機車交通事故的相關當事人自行承擔。

私下和解就好，不用報警處理？

汽、機車擦撞的小事故，人員似乎沒有重大的傷害，有些人可能當場就進行和解，並在談好賠償的金額後，就各自離開交通事故的現場。私下和解不是不好，但可能會遭遇以下的問題：

一、因為沒有警方的處理記錄，不易證明是否有發生汽、機車的交通事故，若需要申請強制險的相關給付，會有困難。

二、有些傷害的症狀或影響，日後才會出現，數天後的傷害，如何證明和前幾天的交通事故有關？舉證不易。

三、若私下和解的賠償金額要請求保險公司理賠，因為沒有理賠人員在場，保險公司很難認定。

四、若因此一交通事故日後要再求償或訴訟，沒有警方現

場處理的相關記錄，肇事責任如何釐清？

和解，是保險公司的事？

有些汽、機車的所有人，認為只要投保汽、機車保險，發生交通事故的大小事，舉凡和解、賠償或是訴訟，一律不管，保險公司都要「全權處理」。和解不順利，還會怪罪保險公司服務不好。

當保戶發生交通事故，保險公司的理賠人員到場參與和解，主要是了解理賠的內容和金額是否合理，並作為理算賠償金額的參考，保險公司只在承保的範圍內給付理賠，是居於協助保戶的角色。至於交通事故賠償的內容及金額，要根據事故發生的相關費用、損失及肇事責任，由事故相關當事人協調議定，並自行承擔最後的責任。

發生交通事故，氣勢要強才不會吃虧？

有些人的觀念是一旦發生交通事故，先不管對錯及責任問題，當場下車或和解時，氣勢一定要強，有時候還要罵贏對方，才能占得上風。像本案例的大餅，因為外表的關係，被朋友要求參與和解，才能讓對方認錯？

交通事故裏的對與錯，不在於氣勢，不在於嗓門，而在於根據警方到場處理時所做的種種記錄，日後由專責機

構所做的肇事責任鑑定，錯就是錯，罵贏對方還是錯！

大車和小車的交通事故，大車一定錯？

過去很多人有一個觀念，只要大車和小車、或是汽車和機車的事故，錯的一定是較大的車，小車若有人員的傷亡，大車就要負起完全的責任。但是最近幾年，這樣的觀念已經扭轉，肇事責任的認定主要還是根據相關的交通法規，不在於車子的大小。

賠完錢，就能解決所有的問題？

發生交通事故，人員的損傷及財物的損失，可以透過和解，討論賠償的內容和金額，這部分屬於民事賠償的範圍。和解能不能達成，要有很多的因素配合，時間上也不易控制。

交通事故若有人員的傷亡，就可能牽涉到刑事責任，民事賠償的部分達成和解並完成金額賠償，並不是就一併解決刑事責任的問題，但和解的完成，可能有助於日後刑事判決的結果。

明明是對方來撞我，為何我還要賠錢？

　　先不談人員傷害的部分，有些交通事故經過肇事責任鑑定，明明肇事責任較低，事後竟然要支付較多的賠償金額給對方！原因在於對方車輛的價格較高，例如雙 B 轎車，衍生的修理費用或恢復原狀的費用較高。

　　交通事故財物損失部分，經過肇事責任和所發生費用計算後，肇事責任較少的一方，可能要支付較高的賠償金額給對方。所以投保汽車第三人責任保險，對於汽車所有人還是必要的。

附錄一

全民健康保險投保金額分級表

投保金額分配表

組別級距		投保等級	月投保金額（元）	實際薪資月額（元）
第一組	級距 600 元	1	17,280	17,280 以下
第二組	級距 900 元	2	17,400	17,281-17,400
		3	18,300	17,401-18,300
		4	19,200	18,301-19,200
		5	20,100	19,201-20,100
		6	21,000	20,101-21,000
		7	21,900	21,001-21,900
		8	22,800	21,901-22,800
第三組	級距 1200 元	9	24,000	22,801-24,000
		10	25,200	24,001-25,200
		11	26,400	25,201-26,400
		12	27,600	26,401-27,600
		13	28,800	27,601-28,800
第四組	級距 1500 元	14	30,300	28,801-30,300
		15	31,800	30,301-31,800
		16	33,300	31,801-33,300
		17	34,800	33,301-34,800
		18	36,300	34,801-36,300
第五組	級距 1900 元	19	38,200	36,301-38,200
		20	40,100	38,201-40,100
		21	42,000	40,101-42,000
		22	43,900	42,001-43,900
		23	45,800	43,901-45,800

第六組　級距 2400 元	24	48,200	45,801-48,200
	25	50,600	48,201-50,600
	26	53,000	50,601-53,000
	27	55,400	53,001-55,400
	28	57,800	55,401-57,800
第七組　級距 3000 元	29	60,800	57,801-60,800
	30	63,800	60,801-63,800
	31	66,800	63,801-66,800
	32	69,800	66,801-69,800
	33	72,800	69,801-72,800
第八組　級距 3700 元	34	76,500	72,801-76,500
	35	80,200	76,501-80,200
	36	83,900	80,201-83,900
	37	87,600	83,901-87,600
第九組　級距 4500 元	38	92,100	87,601-92,100
	39	96,600	92,101-96,600
	40	101,100	96,601-101,100
	41	105,600	101,101-105,600
	42	110,100	105,601-110,100
第十組　級距 5400 元	43	115,500	110,101-115,500
	44	120,900	115,501-120,900
	45	126,300	120,901-126,300
	46	131,700	126,301-131,700
	47	137,100	131,701-137,100
	48	142,500	137,101-142,500
	49	147,900	142,501-147,900
第十一組　級距 2100 元	50	150,000	147,901-150,000
第十二組　級距 6400 元	51	156,400	150,001-156,400
	52	162,800	156,401-162,800
	53	169,200	162,801-169,200
	54	175,600	169,201-175,600
	55	182,000	175,601 以上

自 99 年 4 月 1 日起實施

附錄二

全民健康保險保險費負擔金額表

〔公務人員、公職人員、志願役軍人適用〕

單位：新台幣元

投保金額等級	月投保金額	被保險人及眷屬負擔金額〔負擔比率30%〕				投保單位負擔金額〔負擔比率70%〕
		本人	本人+1眷口	本人+2眷口	本人+3眷口	
1	17,280	236	472	708	944	1063
2	17,400	238	476	714	952	1071
3	18,300	250	500	750	1000	1126
4	19,200	262	524	786	1048	1181
5	20,100	274	548	822	1096	1237
6	21,000	287	574	861	1148	1292
7	21,900	299	598	897	1196	1347
8	22,800	311	622	933	1244	1403
9	24,000	328	656	984	1312	1477
10	25,200	344	688	1032	1376	1550
11	26,400	360	720	1080	1440	1624
12	27,600	377	754	1131	1508	1698
13	28,800	393	786	1179	1572	1772
14	30,300	414	828	1242	1656	1864
15	31,800	434	868	1302	1736	1956
16	33,300	455	910	1365	1820	2049
17	34,800	475	950	1425	1900	2141
18	36,300	495	990	1485	1980	2233
19	38,200	521	1042	1563	2084	2350
20	40,100	547	1094	1641	2188	2467
21	42,000	635	1270	1905	2540	2584
22	43,900	665	1330	1995	2660	2701
23	45,800	693	1386	2079	2772	2818

24	48,200	730	1460	2190	2920	2965
25	50,600	766	1532	2298	3064	3113
26	53,000	822	1644	2466	3288	3261
27	55,400	859	1718	2577	3436	3408
28	57,800	896	1792	2688	3584	3556
29	60,800	943	1886	2829	3772	3741
30	63,800	990	1980	2970	3960	3925
31	66,800	1036	2072	3108	4144	4110
32	69,800	1083	2166	3249	4332	4294
33	72,800	1129	2258	3387	4516	4479
34	76,500	1187	2374	3561	4748	4707
35	80,200	1244	2488	3732	4976	4934
36	83,900	1301	2602	3903	5204	5162
37	87,600	1359	2718	4077	5436	5389
38	92,100	1428	2856	4284	5712	5666
39	96,600	1498	2996	4494	5992	5943
40	101,100	1568	3136	4704	6272	6220
41	105,600	1638	3276	4914	6552	6497
42	110,100	1708	3416	5124	6832	6774
43	115,500	1791	3582	5373	7164	7106
44	120,900	1875	3750	5625	7500	7438
45	126,300	1959	3918	5877	7836	7770
46	131,700	2043	4086	6129	8172	8103
47	137,100	2126	4252	6378	8504	8435
48	142,500	2210	4420	6630	8840	8767
49	147,900	2294	4588	6882	9176	9099
50	150,000	2327	4654	6981	9308	9228
51	156,400	2426	4852	7278	9704	9622
52	162,800	2525	5050	7575	10100	10016
53	169,200	2624	5248	7872	10496	10410
54	175,600	2724	5448	8172	10896	10803
55	182,000	2823	5646	8469	11292	11197

99 年 4 月 1 日起實施

附錄三

全民健康保險保險費負擔金額表

〔私立學校教職員適用〕

單位：新台幣元

投保金額等級	月投保金額	被保險人及眷屬負擔金額〔負擔比率 30%〕				投保單位負擔金額〔負擔比率 35%〕	政府補助金額〔補助比率 35%〕
		本人	本人 + 1 眷口	本人 + 2 眷口	本人 + 3 眷口		
1	17,280	236	472	708	944	532	532
2	17,400	238	476	714	952	535	535
3	18,300	250	500	750	1000	563	563
4	19,200	262	524	786	1048	591	591
5	20,100	274	548	822	1096	618	618
6	21,000	287	574	861	1148	646	646
7	21,900	299	598	897	1196	674	674
8	22,800	311	622	933	1244	701	701
9	24,000	328	656	984	1312	738	738
10	25,200	344	688	1032	1376	775	775
11	26,400	360	720	1080	1440	812	812
12	27,600	377	754	1131	1508	849	849
13	28,800	393	786	1179	1572	886	886
14	30,300	414	828	1242	1656	932	932
15	31,800	434	868	1302	1736	978	978
16	33,300	455	910	1365	1820	1024	1024
17	34,800	475	950	1425	1900	1071	1071
18	36,300	495	990	1485	1980	1117	1117
19	38,200	521	1042	1563	2084	1175	1175
20	40,100	547	1094	1641	2188	1234	1234
21	42,000	635	1270	1905	2540	1292	1292
22	43,900	665	1330	1995	2660	1350	1350
23	45,800	693	1386	2079	2772	1409	1409

24	48,200	730	1460	2190	2920	1483	1483
25	50,600	766	1532	2298	3064	1557	1557
26	53,000	822	1644	2466	3288	1630	1630
27	55,400	859	1718	2577	3436	1704	1704
28	57,800	896	1792	2688	3584	1778	1778
29	60,800	943	1886	2829	3772	1870	1870
30	63,800	990	1980	2970	3960	1963	1963
31	66,800	1036	2072	3108	4144	2055	2055
32	69,800	1083	2166	3249	4332	2147	2147
33	72,800	1129	2258	3387	4516	2239	2239
34	76,500	1187	2374	3561	4748	2353	2353
35	80,200	1244	2488	3732	4976	2467	2467
36	83,900	1301	2602	3903	5204	2581	2581
37	87,600	1359	2718	4077	5436	2695	2695
38	92,100	1428	2856	4284	5712	2833	2833
39	96,600	1498	2996	4494	5992	2972	2972
40	101,100	1568	3136	4704	6272	3110	3110
41	105,600	1638	3276	4914	6552	3248	3248
42	110,100	1708	3416	5124	6832	3387	3387
43	115,500	1791	3582	5373	7164	3553	3553
44	120,900	1875	3750	5625	7500	3719	3719
45	126,300	1959	3918	5877	7836	3885	3885
46	131,700	2043	4086	6129	8172	4051	4051
47	137,100	2126	4252	6378	8504	4217	4217
48	142,500	2210	4420	6630	8840	4384	4384
49	147,900	2294	4588	6882	9176	4550	4550
50	150,000	2327	4654	6981	9308	4614	4614
51	156,400	2426	4852	7278	9704	4811	4811
52	162,800	2525	5050	7575	10100	5008	5008
53	169,200	2624	5248	7872	10496	5205	5205
54	175,600	2724	5448	8172	10896	5402	5402
55	182,000	2823	5646	8469	11292	5599	5599

99 年 4 月 1 日起實施

附錄四

全民健康保險保險費負擔金額表

〔公、民營事業、機構及有一定雇主之受雇者適用〕

單位：新台幣元

投保金額等級	月投保金額	被保險人及眷屬負擔金額〔負擔比率30%〕				投保單位負擔金額〔負擔比率60%〕	政府補助金額〔補助比率10%〕
		本人	本人+1眷口	本人+2眷口	本人+3眷口		
1	17,280	236	472	708	944	911	152
2	17,400	238	476	714	952	918	153
3	18,300	250	500	750	1000	965	161
4	19,200	262	524	786	1048	1012	169
5	20,100	274	548	822	1096	1060	177
6	21,000	287	574	861	1148	1107	185
7	21,900	299	598	897	1196	1155	192
8	22,800	311	622	933	1244	1202	200
9	24,000	328	656	984	1312	1266	211
10	25,200	344	688	1032	1376	1329	221
11	26,400	360	720	1080	1440	1392	232
12	27,600	377	754	1131	1508	1455	243
13	28,800	393	786	1179	1572	1519	253
14	30,300	414	828	1242	1656	1598	266
15	31,800	434	868	1302	1736	1677	279
16	33,300	455	910	1365	1820	1756	293
17	34,800	475	950	1425	1900	1835	306
18	36,300	495	990	1485	1980	1914	319
19	38,200	521	1042	1563	2084	2014	336
20	40,100	547	1094	1641	2188	2115	352
21	42,000	635	1270	1905	2540	2215	369
22	43,900	665	1330	1995	2660	2315	386
23	45,800	693	1386	2079	2772	2415	403

24	48,200	730	1460	2190	2920	2542	424
25	50,600	766	1532	2298	3064	2668	445
26	53,000	822	1644	2466	3288	2795	466
27	55,400	859	1718	2577	3436	2921	487
28	57,800	896	1792	2688	3584	3048	508
29	60,800	943	1886	2829	3772	3206	534
30	63,800	990	1980	2970	3960	3364	561
31	66,800	1036	2072	3108	4144	3523	587
32	69,800	1083	2166	3249	4332	3681	613
33	72,800	1129	2258	3387	4516	3839	640
34	76,500	1187	2374	3561	4748	4034	672
35	80,200	1244	2488	3732	4976	4229	705
36	83,900	1301	2602	3903	5204	4424	737
37	87,600	1359	2718	4077	5436	4619	770
38	92,100	1428	2856	4284	5712	4857	809
39	96,600	1498	2996	4494	5992	5094	849
40	101,100	1568	3136	4704	6272	5331	889
41	105,600	1638	3276	4914	6552	5569	928
42	110,100	1708	3416	5124	6832	5806	968
43	115,500	1791	3582	5373	7164	6091	1015
44	120,900	1875	3750	5625	7500	6376	1063
45	126,300	1959	3918	5877	7836	6660	1110
46	131,700	2043	4086	6129	8172	6945	1158
47	137,100	2126	4252	6378	8504	7230	1205
48	142,500	2210	4420	6630	8840	7515	1252
49	147,900	2294	4588	6882	9176	7799	1300
50	150,000	2327	4654	6981	9308	7910	1318
51	156,400	2426	4852	7278	9704	8248	1375
52	162,800	2525	5050	7575	10100	8585	1431
53	169,200	2624	5248	7872	10496	8923	1487
54	175,600	2724	5448	8172	10896	9260	1543
55	182,000	2823	5646	8469	11292	9598	1600

99 年 4 月 1 日起實施

附錄五

全民健康保險保險費負擔金額表

〔職業工會會員適用〕

單位：新台幣元

投保金額等級	月投保金額	被保險人及眷屬負擔金額〔負擔比率 60%〕				政府補助金額〔補助比率 40%〕
		本人	本人 + 1 眷口	本人 + 2 眷口	本人 + 3 眷口	
1	17,280					
2	17,400					
3	18,300					
4	19,200					
5	20,100					
6	21,000	573	1146	1719	2292	738
7	21,900	598	1196	1794	2392	770
8	22,800	622	1244	1866	2488	802
9	24,000	655	1310	1965	2620	844
10	25,200	688	1376	2064	2752	886
11	26,400	721	1442	2163	2884	928
12	27,600	753	1506	2259	3012	970
13	28,800	786	1572	2358	3144	1012
14	30,300	827	1654	2481	3308	1065
15	31,800	868	1736	2604	3472	1118
16	33,300	909	1818	2727	3636	1171
17	34,800	950	1900	2850	3800	1223
18	36,300	991	1982	2973	3964	1276
19	38,200	1043	2086	3129	4172	1343
20	40,100	1095	2190	3285	4380	1410
21	42,000	1272	2544	3816	5088	1477
22	43,900	1329	2658	3987	5316	1543
23	45,800	1387	2774	4161	5548	1610

24	48,200	1459	2918	4377	5836	1695
25	50,600	1532	3064	4596	6128	1779
26	53,000	1644	3288	4932	6576	1863
27	55,400	1719	3438	5157	6876	1948
28	57,800	1793	3586	5379	7172	2032
29	60,800	1886	3772	5658	7544	2137
30	63,800	1979	3958	5937	7916	2243
31	66,800	2072	4144	6216	8288	2348
32	69,800	2165	4330	5495	8660	2454
33	72,800	2258	4516	6774	9032	2559
34	76,500	2373	4746	7119	9492	2689
35	80,200	2488	4976	7464	9952	2820
36	83,900	2603	5206	7809	10412	2950
37	87,600	2717	5434	8151	10868	3080
38	92,100	2857	5714	8571	11428	3238
39	96,600	2997	5994	8991	11988	3396
40	101,100	3136	6272	9408	12544	3554
41	105,600	3276	6552	9828	13104	3712
42	110,100	3415	6830	10245	13660	3871
43	115,500	3583	7166	10749	14332	4061
44	120,900	3750	7500	11250	15000	4250
45	126,300	3918	7836	11754	15672	4440
46	131,700	4085	8170	12255	16340	4630
47	137,100	4253	8506	12759	17012	4820
48	142,500	4420	8840	13260	17680	5010
49	147,900	4588	9176	13764	18352	5200
50	150,000	4653	9306	13959	18612	5273
51	156,400	4852	9704	14556	19408	5498
52	162,800	5050	10100	15150	20200	5723
53	169,200	5249	10498	15747	20996	5948
54	175,600	5447	10894	16341	21788	6173
55	182,000	5646	11292	16938	22584	6398

99 年 4 月 1 日起實施

附錄六

全民健康保險保險費負擔金額表

〔雇主、自營作業者、專門職業及技術人員自行執業者適用〕

單位：新台幣元

投保金額等級	月投保金額	被保險人及眷屬負擔金額〔負擔比率 100%〕			
		本人	本人 + 1 眷口	本人 + 2 眷口	本人 + 3 眷口
1	17,280				
2	17,400				
3	18,300				
4	19,200				
5	20,100				
6	21,000				
7	21,900				
8	22,800				
9	24,000				
10	25,200				
11	26,400				
12	27,600				
13	28,800				
14	30,300				
15	31,800				
16	33,300				
17	34,800	1583	3166	4749	6332
18	36,300	1652	3304	4956	6608
19	38,200	1738	3476	5214	6952
20	40,100	1825	3650	5475	7300
21	42,000	2119	4238	6357	8476
22	43,900	2215	4430	6645	8860
23	45,800	2311	4622	6933	9244

24	48,200	2432	4864	7296	9728
25	50,600	2553	5106	7659	10212
26	53,000	2740	5480	8220	10960
27	55,400	2864	5728	8592	11456
28	57,800	2988	5976	8964	11952
29	60,800	3143	6286	9429	12572
30	63,800	3298	6596	9894	13192
31	66,800	3454	6908	10362	13816
32	69,800	3609	7218	10827	14436
33	72,800	3764	7528	11292	15056
34	76,500	3955	7910	11865	15820
35	80,200	4146	8292	12438	16584
36	83,900	4338	8676	13014	17352
37	87,600	4529	9058	13587	18116
38	92,100	4762	9524	14286	19048
39	96,600	4994	9988	14982	19976
40	101,100	5227	10454	15681	20908
41	105,600	5460	10920	16380	21840
42	110,100	5692	11384	17076	22768
43	115,500	5971	11942	17913	23884
44	120,900	6251	12502	18753	25004
45	126,300	6530	13060	19590	26120
46	131,700	6809	13618	20427	27236
47	137,100	7088	14176	21264	28352
48	142,500	7367	14734	22101	29468
49	147,900	7646	15292	22938	30584
50	150,000	7755	15510	23265	31020
51	156,400	8086	16172	24258	32344
52	162,800	8417	16834	25251	33668
53	169,200	8748	17496	26244	34992
54	175,600	9079	18158	27237	36316
55	182,000	9409	18818	28227	37636

99 年 4 月 1 日起實施

附錄七

全民健康保險保險費負擔金額表

（農會、漁會、水利會會員適用）

單位：新台幣元

投保金額等級	月投保金額	被保險人及眷屬負擔金額〔負擔比率 30%〕				政府補助金額〔補助比率 70%〕
		本人	本人＋1 眷口	本人＋2 眷口	本人＋3 眷口	
6	21,000	287	574	861	1148	1292

99 年 4 月 1 日起實施

附錄八

勞工保險投保薪資分級表

中華民國九十六年六月二十五日行政院勞工委員會勞保 2 字第 0960140278 號令修正發布，自九十六年七月一日施行

投保薪資等級	月薪資總額（實物給付應折現金計算）	月投保薪資	日投保薪資
第 1 級	17,280 元以下	17,280 元	576 元
第 2 級	17,281 元至 17,400 元	17,400 元	580 元
第 3 級	17,401 元至 18,300 元	18,300 元	610 元
第 4 級	18,301 元至 19,200 元	19,200 元	640 元
第 5 級	19,201 元至 20,100 元	20,100 元	670 元
第 6 級	20,101 元至 21,000 元	21,000 元	700 元
第 7 級	21,001 元至 21,900 元	21,900 元	730 元
第 8 級	21,901 元至 22,800 元	22,800 元	760 元
第 9 級	22,801 元至 24,000 元	24,000 元	800 元
第 10 級	24,001 元至 25,200 元	25,200 元	840 元
第 11 級	25,201 元至 26,400 元	26,400 元	880 元
第 12 級	26,401 元至 27,600 元	27,600 元	920 元
第 13 級	27,601 元至 28,800 元	28,800 元	960 元
第 14 級	28,801 元至 30,300 元	30,300 元	1,010 元
第 15 級	30,301 元至 31,800 元	31,800 元	1,060 元

第 16 級	31,801 元至 33,300 元	33,300 元	1,110 元
第 17 級	33,301 元至 34,800 元	34,800 元	1,160 元
第 18 級	34,801 元至 36,300 元	36,300 元	1,210 元
第 19 級	36,301 元至 38,200 元	38,200 元	1,273 元
第 20 級	38,201 元至 40,100 元	40,100 元	1,337 元
第 21 級	40,101 元至 42,000 元	42,000 元	1,400 元
第 22 級	42,201 元以上	43,900 元	1,463 元
備註	一、職業訓練機構受訓者及童工之薪資報酬未達基本工資者，其月投保薪資分 12,105 元（12,105 元以下者）、12,300 元（12,106 元至 12,300 元）、13,500 元（12,301 元至 13,500 元）、15,840 元（13,501 元至 15,840 元）及 16,500 元（15,841 元至 16,500 元）五級，其餘年滿十六歲以上被保險人之月投保薪資，應依本表所適用之等級覈實申報。 二、部分工時勞工保險被保險人之薪資報酬未達基本工資者，其月投保薪資下限為 11,100 元，其薪資總額超過 11,100 元者，應依前項規定覈實申報。 三、本表日投保薪資金額以元為單位，角以下四捨五入。		

資料來源：

中央健康保險局　www.nhi.gov.tw

行政院勞工委員會勞工資訊服務網　www.cla.gov.tw

勞工保險局全球資訊網　www.bli.gov.tw

全國法規資料庫入口網站　law.moj.gov.tw

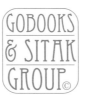